Inhaltsverzeichnis

Über die Autorinnen

Ute Lantelme

hat Journalismus, Sprachwissenschaft und Wirtschaftsinformatik studiert. Sie interessiert sich besonders für die ganzheitliche Begleitung und Zusammenarbeit mit Menschen jeden Alters.
Für die Arbeit mit Kleinkindern hat sie 2000 das Konzept AbenteuerKinderWelt entwickelt.
Sie arbeitet als Dozentin für verschiedene Bildungsträger und ist Autorin mehrerer Sachbücher und Fachartikel. Dabei wurde sie in der Vergangenheit bereits von Frauke Schneider beraten. Auf der Grundlage ihrer langen und fruchtbaren Zusammenarbeit entstand das FRAUTE-Konzept, das auch in dem Karten-Set **„Bewegungsübungen für Bettlägerige"** eingesetzt wird.

Frauke Schneider

ist staatlich anerkannte Physiotherapeutin und verfügt über eine 5-jährige Ausbildung zur Osteopathin. Zu Beginn stand die traumatologische, orthopädische Behandlung von überwiegend jungen Sportlern im Mittelpunkt ihrer Arbeit. Mit fortschreitender Erfahrung rückte der Fokus des therapeutischen Handelns mehr und mehr in einen ganzheitlichen Behandlungsansatz. Ergänzt durch zahlreiche Aus- und Weiterbildungen, wie z.B. in Fußreflexzonen-, Brügger- und Craniosacral-Therapie, und den Erfahrungen einer mehrmonatigen Auslandstätigkeit, arbeitet sie heute mit einem individuellen, ganzheitlichen Behandlungsspektrum. Sie lebt mit ihrer Familie im Raum München und entwickelt auf selbstständiger Basis ihren Ansatz weiter.

Einführung

Das von uns entwickelte FRAUTE-Konzept zeichnet sich durch eine enge Verknüpfung von körperlicher und geistiger Mobilisation aus. Für dieses Karten-Set haben wir das FRAUTE-Konzept auf die Übungssituation im Sitzen angewendet. Die Mobilisation im Sitzkreis bietet sich für all diejenigen an, die nicht mehr so sicher auf den Beinen sind, denn hier gibt es eine gute Ausgangsstellung, um alle Körperregionen intensiv von „Kopf bis Fuß" zu mobilisieren.

Im Sitzen fitter und beweglicher zu werden, das ist kein widersprüchlicher Gedanke, sondern ein vielversprechender Ansatz, zumal durch die Übungen bzw. die Übungsanleitungen Erinnerungen geweckt und Gespräche unter den Teilnehmern[1] und mit der Gruppenleitung angestoßen werden.

Auf drei Punkte gebracht, sind die Grundprinzipien unseres Konzepts

- das Anknüpfen an Erinnerungen,
- das ständige „Im-Gespräch-Sein",
- die Anregung von Körper und Geist im dualen Zusammenspiel.

Das bedeutet für die Sitzkreis-Teilnehmer eine Ansprache und Förderung sowohl auf kognitiver als auch auf körperlicher Ebene. Außerdem bringen die Stunden im Sitzkreis mehr Zuwendung und Abwechslung in den Alltag der Teilnehmer. Und schließlich führt der vertraute Kontakt zwischen Gruppenleitung und Teilnehmern und auch der Kontakt der Teilnehmer untereinander zu einem guten, kooperativen Miteinander (Compliance).

1 *Aus Gründen der besseren Lesbarkeit haben wir in diesem Karten-Set durchgehend die männliche Form verwendet, um den Lesefluss nicht durch komplizierte Wortkonstruktionen zu stören. Natürlich sind damit auch immer alle Frauen gemeint, also z. B. die Gruppenleiterin, die Teilnehmerinnen etc.*

Das FRAUTE-Konzept

Fröhlich mit **R**espekt und **A**chtsamkeit miteinander **U**mgehen und dabei Bewegungs-**T**alent und -Lust **E**ntdecken.

Das **FRAUTE**-Konzept zur spielerischen Herangehensweise haben wir für unser weiteres Karten-Set **„Bewegungsübungen für Bettlägerige"** (Verlag an der Ruhr, ISBN 978-3-8346-3176-3) entwickelt. Die Grundlage ist die Verbindung von Bewegung, Sprache und Kommunikation.

Für dieses Karten-Set haben wir uns speziell mit den Bedürfnissen und Notwendigkeiten bei eingeschränkter Mobilität und dem Training im Sitzen auseinandergesetzt. Das Prinzip ist die achtsame Zusammenarbeit im Sitzkreis.

Das FRAUTE-Konzept arbeitet mit folgender Zielsetzung:

- Mobilität fördern
- Muskelkraft erhalten und stärken
- Kreislauf aktivieren
- Verdauung anregen
- Atmung vertiefen
- Gelenkbeweglichkeit verbessern
- verkürzte Muskulatur dehnen
- verspannte Muskulatur lockern
- Wohlbefinden und Selbstständigkeit steigern
- Koordination schulen
- Selbstvertrauen erhöhen
- Erinnerungsvermögen, Gedächtnis und Merkfähigkeit aktivieren
- Zuwendung, Kontakt und Dialog verbessern (Compliance)

Wir freuen uns, wenn Sie bei der Anwendung unseres Konzepts genauso viel Spaß haben wie wir.

An wen richtet sich das Karten-Set?

Mit diesem Karten-Set möchten wir allen, die mit eingeschränkt mobilen Menschen arbeiten (oder leben), ein abwechslungsreiches Programm mit vielseitigen Anregungen für einen bewegten Sitzkreis an die Hand geben. Unsere Übungen mobilisieren von Kopf bis Fuß. Sie können in allen Formen der Seniorenbetreuung eingesetzt werden (in Altersheimen, in der Tagespflege und auch individuell und völlig selbstständig).

Unser Programm berücksichtigt die speziellen Bedürfnisse älterer Menschen und trägt dazu bei, das **körperliche Wohlbefinden** zu verbessern und zu erhalten. Dabei werden Muskeln gedehnt, steife Gelenke mobilisiert und die Durchblutung, der Lymphfluss und der Kreislauf angeregt.

Mit der Herangehensweise nach unserem Modell **verknüpfen** Sie die **Aktivierung** im Sitzen mit **geistiger Anregung** durch Sportassoziationen. Das Karten-Set hat ein praktisches Format und ist gut in der Kittel- oder Hosentasche zu verstauen. Gleichzeitig bietet es eine Vielzahl an Übungsplänen mit unterschiedlichen Schwerpunkten (vgl. „Beispielpläne für Trainingseinheiten", S. 14).

Mit unserem FRAUTE-Konzept verbringen Sie gemeinsam mit Ihren Teilnehmern **Qualitätszeit**, die frei von Leistungsdenken und der Jagd nach Verbesserungen ist. Sie begleiten die Teilnehmer ganzheitlich und bieten ihnen Hilfe, Ermutigung, Unterhaltung, Spaß, Unterstützung und Beachtung an.

Unsere Übungsangebote geben auch Ihnen als Gruppenleiter die Gelegenheit, die Energie der Gruppenteilnehmer aufzunehmen. Von einer anregenden, motivierenden Gruppenatmosphäre profitieren alle und die Lust auf Bewegung und Neues steigt.

Wie ist das Karten-Set aufgebaut?

Das Set unterteilt sich in fünf Kapitel. Diese Kapitel entsprechen den fünf Bereichen, die durch die angebotenen Übungen hauptsächlich aktiviert und mobilisiert werden:

- **Halswirbelsäule/Kopf**
- **Brustwirbelsäule/Schultergürtel**
- **Hände**
- **Lendenwirbelsäule/Becken**
- **Füße**

Für jedes der fünf Kapitel gibt es eine **Auftaktkarte**, auf der kurz und knapp die jeweilige Körperregion vorgestellt wird. Dann folgen die **Übungskarten**. Auf der Kartenvorderseite finden Sie eine Assoziation aus der Sportgeschichte oder dem Sport allgemein. Diese dient als Einführung der jeweiligen Übung. Um das Gespräch mit Ihren Teilnehmern in Gang zu bringen, finden Sie zu der Assoziation noch jeweils zwei bis drei Leitfragen. Dann geht es auf der Kartenrückseite weiter, wo die Übung in folgenden Schritten erklärt wird:

So geht's: Hier finden Sie eine genaue Beschreibung des Bewegungsablaufs.

Allgemeines: Unter „Allgemeines" gibt es Hintergrundinformationen zur Übung und/oder Hinweise, wie und in welchem Zusammenhang die Übung eingesetzt werden kann.

Tipps und Varianten: Hier sind Anregungen für weitere Einsatzmöglichkeiten aufgeführt. Eventuell erforderliches Material ist bei der jeweiligen Übung angegeben. (Austauschbarkeit vgl. Tabelle „Materialien und Austauschmöglichkeiten", S. 12)

Wie können Sie das Karten-Set einsetzen?

Vielleicht sind Sie ja schon Gruppenleiter oder haben zumindest viel Erfahrung in der Leitung von Gruppen. Vielleicht sind Sie auch zum ersten Mal mit dem Thema „Mobilisation im Sitzen" konfrontiert und spielen erst mit dem Gedanken, ein entsprechendes Angebot in Ihrer Einrichtung einzuführen. Unabhängig von Ihrem Erfahrungsschatz machen Sie sich bewusst, dass eine Sitzkreis-Gruppe eine **eigene Dynamik** hat. Deshalb ist es uns ein besonderes Anliegen, kurz auf die Situation von Menschen mit eingeschränkter Mobilität und die spezielle Rolle der Gruppenleitung einzugehen.

Zu Anfang kennen Sie die Teilnehmer Ihrer Gruppe kaum und wissen nur wenig über deren individuelles Befinden und körperliche Belastbarkeit. Nehmen Sie sich unbedingt Zeit und sammeln Sie grundlegende Informationen über den **Gesundheitszustand der Teilnehmer**. Je nachdem, wie das Angebot in Ihrer Einrichtung eingebunden ist, kommen die Teilnehmer aus Eigeninitiative, mit Verordnung oder im Rahmen einer gelenkten Aktivität. Lassen Sie sich vom Pflegepersonal und von den Teilnehmern selbst die nötigen Informationen geben. Denken Sie dabei auch daran, Schwerhörigkeit und Sehprobleme abzuklären (vgl. „Warnsignale", S. 11).

Machen Sie Ihre Teilnehmer immer wieder darauf aufmerksam, ihre eigenen **Schmerz- und Bewegungsgrenzen** zu erkennen und diese vor sich selbst und den anderen Sitzkreisteilnehmern zu akzeptieren. Sie können nicht oft genug darauf hinweisen, dass jeder für sich entscheiden muss, wie oft und mit welcher Intensität er die Übung ausführen kann. Dabei sollte auch jeder für sich lernen, die kleinen Warnsignale des Körpers wahrzunehmen. Die gymnastischen Übungen in der Gruppe sollen Spaß machen und frei von Leistungs- und Gruppendruck sein.

Wie können Sie das Karten-Set einsetzen?

Die Gruppenleitung

- ist informiert über den Gesundheitszustand der Teilnehmer,
- kennt sich mit verschiedenen gesundheitsbedingten Einschränkungen aus,
- sitzt im Kreis und macht die Übung langsam vor,
- weist auf die entscheidenden Haltungs- und Bewegungsabläufe hin,
- beobachtet die Gruppe aufmerksam und achtet auf den Allgemeinzustand aller Teilnehmer (vgl. „Warnsignale", S. 11),
- geht ab und zu herum und kontrolliert die korrekte Ausführung und die Haltung, gibt vorsichtige Hilfestellung und nimmt Korrekturen direkt am Körper der einzelnen Teilnehmer[2] vor,
- ist offen für Fragen und Anregungen,
- ist im ständigen Kontakt und Austausch mit allen Teilnehmern,
- motiviert die Teilnehmer zum Erinnern und Sprechen über die Einleitungsassoziation.

Die Teilnehmer

- versuchen, aktiv dabei zu sein,
- sind aufmerksam und konzentriert,
- sind offen und lassen sich auf das Neue ein,
- üben auch selbstständig,
- übernehmen Verantwortung für sich selbst.

TIPP Nutzen Sie Lieder, um Schwung in die Gruppe zu bringen. Sie finden auf Seite 13 eine „Playlist".

2 Es gibt Menschen, die sich nicht verbessern lassen wollen, manche reagieren sogar aggressiv, wenn die Gruppenleitung Korrekturen vornimmt. Bei diesen Menschen gehen Sie besonders achtsam vor. Manche möchten nicht angefasst werden, anderen ist es peinlich, wenn sie durch Ansprache im Mittelpunkt der Gruppe stehen.

Warum Assoziationen?

Die meist **sportlichen Assoziationen**, die den Übungen vorangestellt sind, geben einen **strukturellen Rahmen** vor und es wird eine Atmosphäre geschaffen, die Lust auf die gemeinsame Bewegung macht. Die Teilnehmer der Runde erinnern sich möglicherweise daran, wo und wie sie ein sportliches Ereignis erlebt haben, und kommen darüber ins Gespräch. Oder Sie fragen die Teilnehmer, wie sie das Ereignis erlebt haben und was ihnen dazu einfällt. Mit den persönlichen Geschichten schaffen die Teilnehmer gemeinsam ein umfassendes Bild des Events und erleben es noch einmal nach. Womöglich nehmen alle das Ereignis aus einer anderen Perspektive wahr und machen mit dem Vergangenen neue Erfahrungen.

In der täglichen Routine kommt manchmal der Austausch zu kurz. Die Assoziationen erzeugen automatisch **Kommunikation** und damit auch ein Gefühl von mehr Beachtung und **Zuwendung**.

Die Assoziationen dienen auch als **Einleitung** in die jeweilige Übung. Die Gruppenteilnehmer bekommen mit der Assoziation eine bildliche Vorstellung vom Übungsablauf und ein passendes Stimmungsbild. Sie können sich in die beschriebene sportliche Situation hineinversetzen und wissen schnell und mühelos, worauf es bei der Übung ankommt.

Idealerweise versuchen alle, die Übung motiviert und entschlossen in dem „heraufbeschworenen" Ambiente durchzuführen. Knüpfen Sie auch anderweitig an diese Dynamik an und feiern Sie Fortschritte in der Beweglichkeit oder der Belastbarkeit gemeinsam. Wenn Sie sich in der Sportwelt bewegen, dürfen durchaus mal Medaillen oder Pokale verliehen werden.

Ablaufplan

Strukturieren

Die Kartenvorderseite stimmt mit ihrer **Assoziation** auf die Übung ein. An diese schließen **Leitfragen** an, die das Gespräch in Gang bringen. Gemeinsam wird das Ereignis von damals wieder „real" und das eigene Erinnern durch die Erlebnisse der anderen Teilnehmer ergänzt. Oft ergeben sich im Anschluss weitere Assoziationen, die nichts mehr mit dem Sport zu tun haben, die aber schöne, lange Erzählbänder ergeben können.

Aktivieren

Das wichtigste Ziel beim Aktivieren ist, dass der begleitete Mensch Tätigkeiten aus **eigenem Antrieb** ausführt. Es kann sein, dass anfänglich alles von Ihnen als Gruppenleiter angestoßen wird und sich erst allmählich eine eigengetriebene Aktivität und Unterhaltung entwickelt.

Trainieren

Der immer gleiche Ablauf der Sequenzen schafft Routine. Es tut gut, wenn sich die Gruppenteilnehmer dem Regelmäßigen und Bekannten überlassen können. Das schafft **Sicherheit** und **Orientierung**. Die Teilnehmer wissen, was auf sie zukommt, und überlassen sich Ihrer Führung als Gruppenleitung.

Die Sitzgymnastikrunde findet wöchentlich statt, gern auch öfter, beispielsweise alle zwei Tage. Im Idealfall wiederholen Sie einen unserer Übungspläne von Seite 14 und 15 oder einen selbst zusammengestellten Plan 6-mal. Dann brauchen die inzwischen gekräftigten Muskeln und die ausgegrabenen Erinnerungen einen neuen Impuls und Sie wählen einen neuen Plan für die nächsten sechs Stunden.

Allgemeines zur Sitzkreis-Einheit

Unser Anliegen ist es, dass die Teilnehmer über die sportliche Aktivität ins Gespräch kommen. Als Gruppenleitung schaffen Sie bei jeder Übung mit der Einleitung die passende Atmosphäre. Sie tragen diese frei vor und ergänzen eigene Erfahrungen.

Bei Übungen zu Liedern singen Sie das Lied vor und führen die Übung dazu aus. Nach und nach lernen die Teilnehmer den Text und singen mit. Wenn die Teilnehmer die überlieferte Melodie erkennen, können Sie gern auch mal den Originaltext singen.

Bei den Übungseinheiten, die etwa 45 Minuten dauern, sitzen die 4–12 Teilnehmer auf stabilen Hockern mit rund 45 cm Sitzhöhe. Für die **Standsicherheit**, achten Sie darauf, dass ein **Hockerbein zwischen den Beinen des Teilnehmers** steht.

Haben Sie permanent ein wachsames Auge auf Ihren Teilnehmerkreis. Weisen Sie die Teilnehmer darauf hin, die **korrekte Haltung beizubehalten** und **gleichmäßig zu atmen.** Herzpatienten sollen insbesondere bei Übungen, bei denen die Hände über Brusthöhe geführt werden, öfter Pausen machen, um eine zu starke Herzbelastung zu vermeiden. Reagieren Sie auf folgende **Warnsignale**:

- Atem anhalten
- Hyperventilation
- gesteigerte Herzfrequenz (ein Puls ab 140 Schläge pro Minute ist zu hoch)
- Schweißausbrüche
- Blässe
- unausgeglichene Atmung

Sollte ein Gruppenmitglied eines dieser Anzeichen zeigen, machen Sie eine Pause und fragen nach. Führen Sie in solchen Fällen die Übungen langsamer aus. **Im Zweifelsfall halten Sie bitte immer Rücksprache mit dem behandelnden Arzt.**

Materialien und Austauschmöglichkeiten

Nicht in jeder Einrichtung sind alle Materialien vorhanden, die in den Übungen verwendet werden.
Hier eine Übersicht, welche Ersatzmöglichkeiten es gibt:

Materialien	Austauschmöglichkeiten
Thera-Band oder Zauberschnur	Hosengummi (evtl. in Stoff eingenäht, etwa 8 m lang)
Pezziball	Mit Einschränkung: Balancekissen auf einem Hocker oder anderen Ball
Buntes Chiffontuch	Geschirrhandtuch, Taschentuch, Halstuch
Turnstab	Zum Rollen: Tennisball, Noppenball Zum Paddeln: Handtuch (auf Spannung gehalten)
Säckchen	Tennisball
Redondoball	Wasserball oder Luftballon (schwach aufgeblasen)
Balancepad	Handtuch (feucht), Sofakissen

Playlist

Zur musikalischen Unterstützung der Sitzkreisstunden finden Sie hier unsere Favoriten:

Übungskarte	Titel
Kanu	*Er hat ein knallrotes Gummiboot* (Wencke Myhre, 1970)
Eistanz	*Bolero* (Maurice Ravel, 1928)
Wehende Fahnen	*Wenn die bunten Fahnen wehen, Wir lieben die Stürme* (Strophe 1)
Im Parcours	*Hoch auf dem gelben Wagen, Ein Jäger aus Kurpfalz*
Über Stock und Stein	*Das Wandern ist des Müllers Lust, Hänschen Klein*
Marathon	*Let's twist again* (Chubby Checker, 1961)
Im Sitzen gehen	*Mit 66 Jahren* (Udo Jürgens, 1977)
Lockerer Nacken	*Peer-Gynt Suite Nr. 1, op. 46: I. Morgenstimmung* (Edvard Grieg, 1876)

Beispielpläne für Trainingseinheiten

Für das Training können Sie die Pläne nutzen oder Übungen selbst zusammenstellen.
Aus jedem Kapitel sollte eine Übung dabei sein. Probieren Sie auch verschiedene Reihenfolgen aus.

Schwerpunkt: Koordination

Kapitel	Name der Übung	Karte
HWS[3]	Robin Hood	6
BWS[4]	Wehende Fahnen	8
Hände	Ballkünstler/Wurfspiel	14/16
LWS[5]	Im Sitzen gehen	22
Füße	Über Stock und Stein	27

Schwerpunkt: Von Kopf bis Fuß gekräftigt

Kapitel	Name der Übung	Karte
HWS	Robin Hood	6
BWS	Im Deutschlandachter	10
Hände	Starke Hände *(Variante 1 und 3)*	15
LWS	Begeistert aufstehen	21
Füße	Lied von den Füßen	26

Schwerpunkt: Von Kopf bis Fuß gedehnt

Kapitel	Name der Übung	Karte
HWS	Nackendehnung	4
BWS	100 Meter Brust	9
Hände	Starke Hände *(Variante 4)*	15
LWS	Eistanz	24
Füße	Füße ausrollen	28

Schwerpunkt: Wahrnehmen und öffnen

Kapitel	Name der Übung	Karte
HWS	Delfinschwimmen	3
BWS	100 Meter Brust	9
Hände	Ganz nach oben	18
LWS	Tief durchatmen	23
Füße	Marathon	29

[3] Halswirbelsäule/Kopf; [4] Brustwirbelsäule/Schultergürtel; [5] Lendenwirbelsäule/Becken

Beispielpläne für Trainingseinheiten

Schwerpunkt: Von Kopf bis Fuß mobilisiert

Kapitel	Name der Übung	Karte
HWS	Lockerer Nacken	2
BWS	Beschwingtes Lied	12
Hände	Starke Hände *(Variante 1–4)*	15
LWS	Im Parcours	20
Füße	Lied von den Füßen / Über Stock und Stein	26/27

Schwerpunkt: Alles in Balance

Kapitel	Name der Übung	Karte
HWS	Delfinschwimmen	3
BWS	Kanu / Beschwingtes Lied *(Variante)*	11/12
Hände	Ballkünstler / Wurfspiel / Ganz nach oben	14/16/18
LWS	Begeistert aufstehen	21
Füße	Lied von den Füßen / Über Stock und Stein	26/27

Schwerpunkt: Von Kopf bis Fuß verwöhnt

Kapitel	Name der Übung	Karte
HWS	Kopfmassage	5
LWS	Tief durchatmen[6]	23
Hände	Starke Hände *(Variante 2)*	15
LWS	Im Parcours	20
Füße	Marathon	29

Schwerpunkt: Mit Schwung und Musik

Kapitel	Name der Übung	Karte
HWS	Lockerer Nacken	2
BWS	Kanu	11
Hände	Lied „Gelber Ball"	17
LWS	Eistanz	24
Füße	Marathon	29

[6] *Diese Übung aktiviert und entspannt neben der Lendenwirbelsäule auch die Brustwirbelsäule und das Zwerchfell.*

Impressum

Titel
Sitzgymnastik mit Senioren
Karten-Set mit Bewegungsübungen für die Altenpflege

Autorinnen
Ute Lantelme und Frauke Schneider

Lektorat
Melanie Schölzke

Titelbildmotiv
© Martina Osmy – Fotolia.com

Druck
Druckzone GmbH & Co KG, Cottbus, DE

Verlag an der Ruhr
Mülheim an der Ruhr
www.verlagruhr.de

ISBN 978-3-8346-3522-8

Unser Beitrag zum Umweltschutz:
Wir sind seit 2008 ein ÖKOPROFIT®-Betrieb und setzen uns damit aktiv für den Umweltschutz ein. Das ÖKOPROFIT®-Projekt unterstützt Betriebe dabei, die Umwelt durch nachhaltiges Wirtschaften zu entlasten. Unsere Produkte sind grundsätzlich auf chlorfrei gebleichtes und nach Umweltschutzstandards zertifiziertes Papier gedruckt.

Wecken Sie den Sportsgeist ...

... Ihrer zu Betreuenden mit den einfachen, aber effektiven Mobilisationsübungen aus diesem Karten-Set für die Kitteltasche. Darin finden Sie abwechslungsreiche **Ideen zur Sitzgymnastik für Senioren** zu folgenden Bereichen:

- **Halswirbelsäule/Kopf**
- **Brustwirbelsäule/Schultergürtel**
- **Hände**
- **Lendenwirbelsäule/Becken**
- **Füße**

Als Impulsgeber dienen **große Sportereignisse** aus Olympia, Europa- und Weltmeisterschaften. So haben Sie immer eine schöne, unkomplizierte Idee zur Mobilisation parat, mit der Sie Körper und Geist gleichzeitig aktivieren – für mehr Beweglichkeit von „Kopf bis Fuß".

Inkl. Begleitheft mit ausgearbeiteten Übungsplänen

9 783834 635228

www.verlagruhr.de

Verlag an der Ruhr

Sitzgymnastik mit Senioren

Ute Lantelme
Frauke Schneider

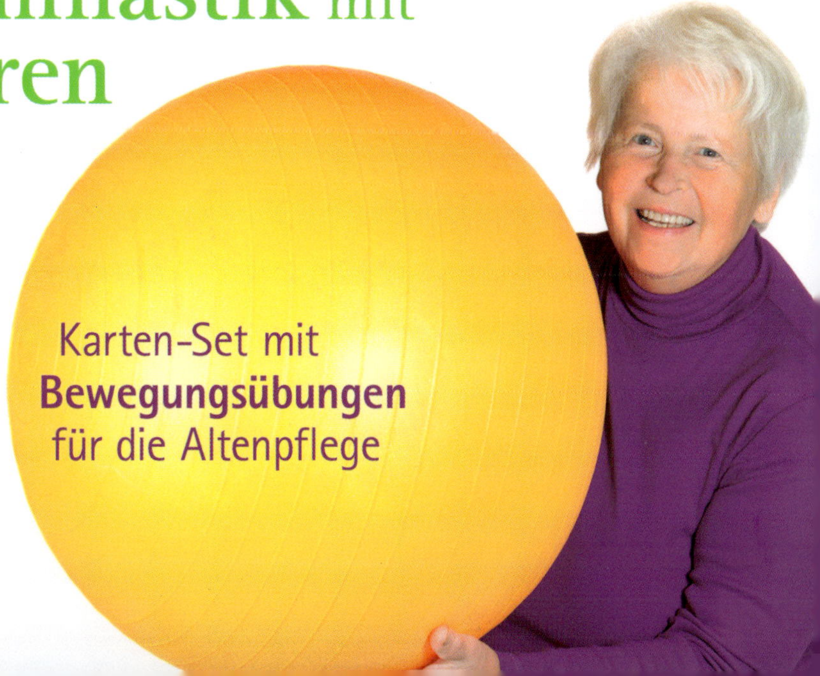

Karten-Set mit
Bewegungsübungen
für die Altenpflege

Impressum

Titel
Sitzgymnastik mit Senioren
Karten-Set mit Bewegungsübungen für die Altenpflege

Autorinnen
Ute Lantelme und Frauke Schneider

Lektorat
Melanie Schölzke

Titelbildmotiv
© Martina Osmy – Fotolia.com

Druck
Druckzone GmbH & Co KG, Cottbus, DE

Verlag an der Ruhr
Mülheim an der Ruhr
www.verlagruhr.de

Bitte beachten Sie die Warnsignale im Begleitheft.

ISBN 978-3-8346-3522-8

Unser Beitrag zum Umweltschutz:
Wir sind seit 2008 ein ÖKOPROFIT®-Betrieb und setzen uns damit aktiv für den Umweltschutz ein. Das ÖKOPROFIT®-Projekt unterstützt Betriebe dabei, die Umwelt durch nachhaltiges Wirtschaften zu entlasten. Unsere Produkte sind grundsätzlich auf chlorfrei gebleichtes und nach Umweltschutzstandards zertifiziertes Papier gedruckt.

Übersicht der Karten

WICHTIGER HINWEIS

Die Inhalte, Empfehlungen, Ratschläge und Informationen im Karten-Set sind von den Autorinnen mit großer Sorgfalt erarbeitet und ausgewählt, stellen jedoch keine therapeutischen Maßnahmen dar. Nehmen Sie eine genaue Prüfung entsprechend Ihrer Situation vor und wägen verantwortungsvoll ab, welche Übungen Sie mit welchen Personen durchführen. Wenn Unsicherheiten oder bereits bestehende Erkrankungen vorliegen, klären Sie die Anwendung mit der Pflegedienstleitung oder dem behandelnden Arzt ab. Alle Inhalte dienen ausschließlich der Information und der Selbsthilfe.

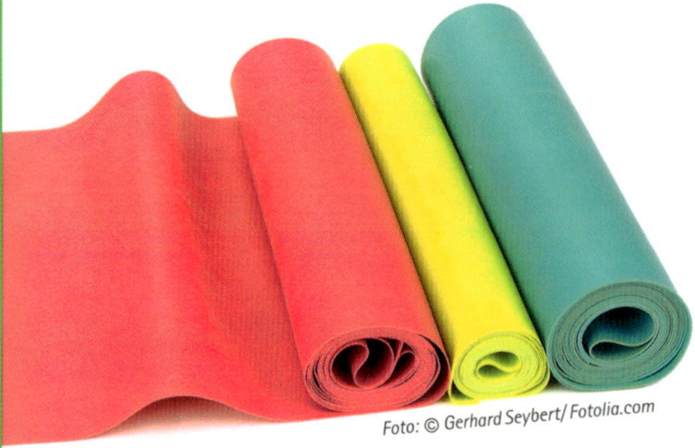

Foto: © Gerhard Seybert/ Fotolia.com

Halswirbelsäule / Kopf

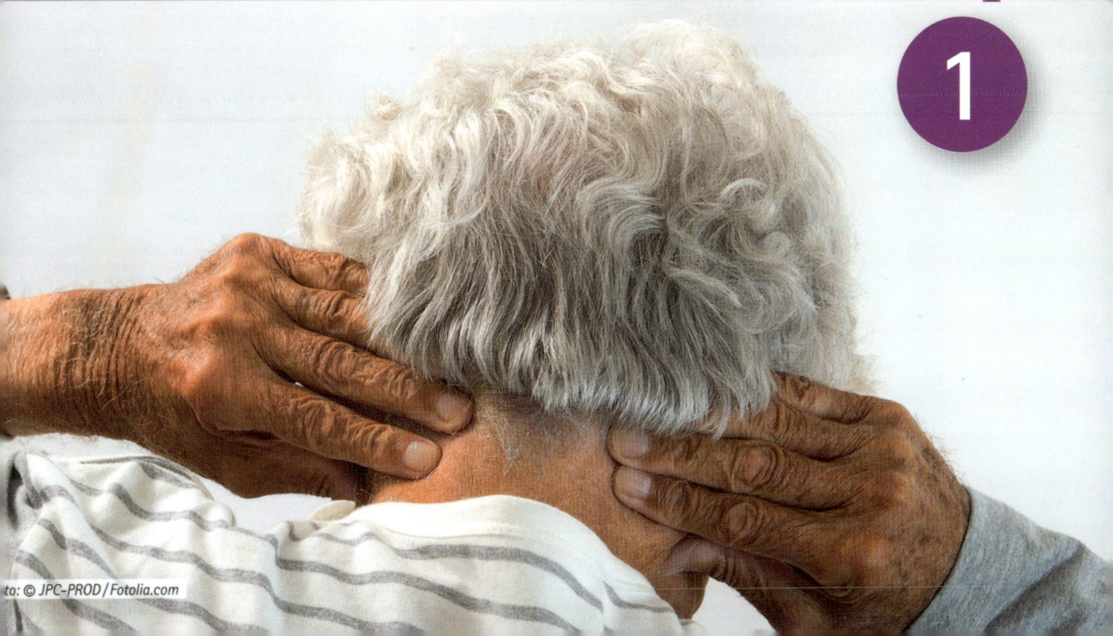

to: © JPC-PROD / Fotolia.com

Halswirbelsäule/Kopf

Dieser Bereich umfasst die sieben Halswirbel, den beweglichsten Teil unserer Wirbelsäule, und den Kopf. Dieser besitzt als Schaltzentrale des Körpers eine besondere Bedeutung, da hier das Gehirn und die meisten unserer Sinnesorgane (Augen, Ohren, Nase, Mund) zu finden sind. Vom Kopf aus laufen die Nervenbahnen ins Rückenmark und in alle Bereiche unseres Körpers weiter.

Im Nacken liegen Arterien, Muskeln und Nerven sehr dicht beieinander, sodass muskuläre Verspannungen oder Verkürzungen leicht zu Irritationen führen. Werden Arterien und Nerven abgedrückt, kann es zu Durchblutungsstörungen, Kopfschmerzen, Halswirbelsäulen-, Kiefer- oder Zahnbeschwerden kommen. Auch Störungen, die unsere Sinnesorgane betreffen (Tinnitus, Sehstörungen, Gleichgewichtsstörungen/Schwindel), können die Folge sein.

Längerfristige Fehlhaltungen oder Verspannungen führen sehr leicht zu dauerhaften Beeinträchtigungen. Hier finden sich auch Auslöser für schwerwiegendere Erkrankungen, wie z.B. Schlaganfälle (ausgelöst entweder durch Minderdurchblutung oder durch eine Hirnblutung).

Die Übungen für Kopf und Nacken helfen, Stauungen im Kreislauf und Nervensystem zu lösen, den Energiefluss anzuregen und Blockaden zu lösen. Nach einer Übungseinheit fühlen Sie und Ihre Teilnehmer sich rundum wohl. Sie sind wieder frisch und energiegeladen.

Lockerer Nacken

2

Bei vielen Sportarten, insbesondere beim Rennradfahren, wird die Nackenmuskulatur stark beansprucht. Jan Ullrich gewann 1997 als erster und bisher einziger deutscher Profi-Radrennfahrer die Tour de France. Damit die Muskeln noch lange geschmeidig bleiben, muss ein Radprofi lange vor dem eigentlichen Start auf dem Fahrrad nicht nur seine Beinmuskulatur, sondern auch seine stark beanspruchten Nackenmuskeln lockern und dehnen.

Sie dehnen jetzt auch wie ein Radprofi. Denn es fühlt sich wunderbar an, wenn rund um die Schultern alles locker und angeregt ist.

- *Was fällt Ihnen zum Thema Radsport ein?*
- *Erinnern Sie sich an besondere Momente, z. B. der Tour de France?*
- *Welchen Sport haben Sie betrieben?*
- *Was unternehmen Sie mit dem Fahrrad?*

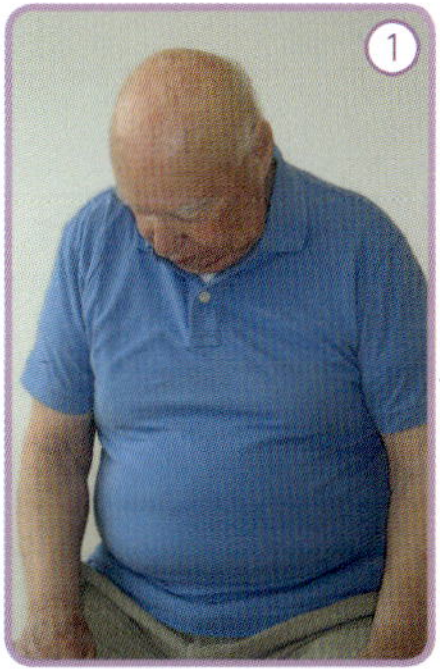

Lockerer Nacken

So geht's

Nehmen Sie eine aufrechte Sitzposition ein. Beide Füße stehen mit der ganzen Sohle fest auf dem Boden. Neigen Sie den Kopf langsam mit dem Kinn zur Brust und spüren Sie die Dehnung im Nacken [→ Abb. ①]. Lassen Sie den Kopf hängen und rollen Sie das Kinn jetzt zur rechten Seite [→ Abb. ②]. Rollen Sie langsam wieder zur Mitte zurück und fließend weiter zur linken Seite [→ Abb. ③]. Lassen Sie Ihr Kinn immer so nah wie möglich an der Brust. Rollbewegung 5- bis 8-mal langsam wiederholen.

Allgemeines

Müdigkeit und Anspannung sind oft auf eine völlig verkrampfte Halsmuskulatur zurückzuführen. Diese Übung dehnt die verspannte Muskulatur und löst die dadurch verursachten Stauungen im Gewebe.

TIPP Führen Sie die Übung mit den Teilnehmern bei einem ruhigen Musikstück aus, z. B. zur Peer-Gynt-Suite Nr. 1 (vgl. Playlist im Begleitheft, S. 13).

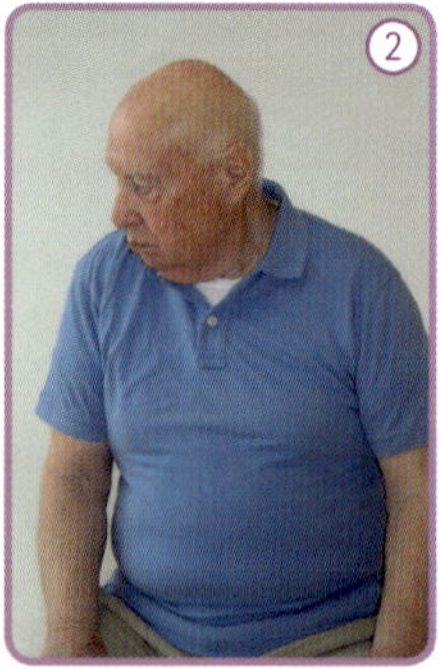

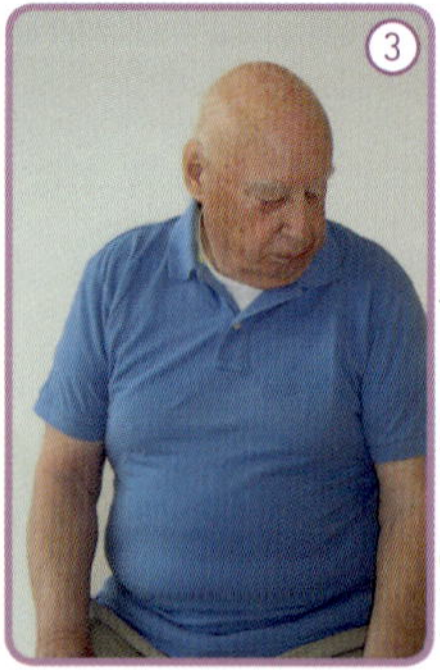

Delfinschwimmen

3

Los Angeles im Jahr 1984: „Flieg, Albatros, flieg ...“ So feuerte der Sportjournalist Jörg Wontorra den Schwimmer Michael Groß bei seiner Paradedisziplin, dem Delfinschwimmen, an. Hören Sie ihn noch? Michael Groß scheint ihn auf jeden Fall gehört zu haben, denn nach 100 Metern war er tatsächlich ganz oben auf dem Siegertreppchen gelandet. Und dieses Gold wurde auch noch von einem Weltrekord überstrahlt. Erinnern Sie sich?

In der folgenden Übung machen Sie sich fit fürs Delfinschwimmen, das früher auch Schmetterlingsschwimmen genannt wurde. Sie dehnen die vordere Hals- und Brustmuskulatur. Passen Sie auf! Jetzt geht's los!

- *Welche Schwimmstile kennen Sie?*
- *Gehen Sie lieber ins Hallen- oder ins Freibad?*
- *Von welchen Höhen sind Sie schon ins Wasser gesprungen?*

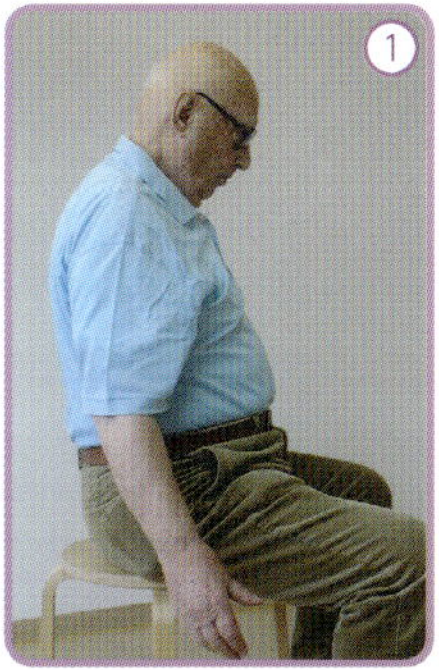

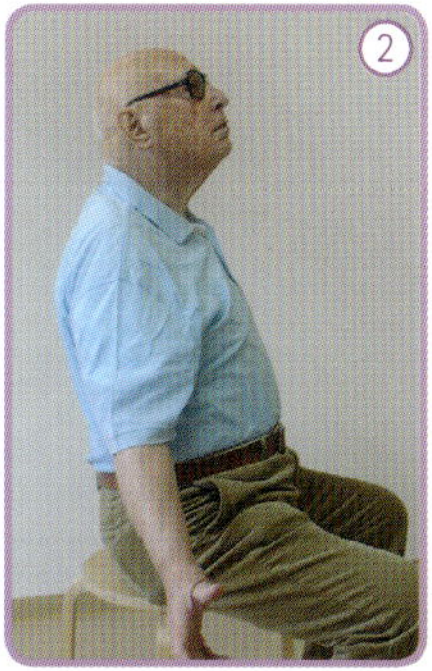

Delfinschwimmen

So geht's

Setzen Sie sich aufrecht hin und lassen Sie Ihre Arme seitlich neben dem Körper hängen. Senken Sie Ihr Kinn zur Brust und spüren Sie die Dehnung im Nacken [→ Abb. ①]. Dann heben Sie den Kopf und legen ihn in den Nacken. Drehen Sie beim Heben des Kopfes die Handinnenflächen nach außen – so dehnen Sie Schultern und Brustkorb auf [→ Abb. ②].
Lehnen Sie sich mit dem Oberkörper dabei ein Stück nach hinten. Halten Sie diese Position kurz und spüren Sie, wie sich Ihr Körper öffnet. Wiederholen Sie die Übung 5- bis 6-mal.

Allgemeines

Anspannung und Stress führen zu einer krummen Körperhaltung. Die Schultern wandern nach vorn, die Brustwirbelsäule krümmt sich, der Brustkorb ist eingeengt. Dies erschwert die Atmung.
Das Dehnen der Brustmuskulatur bringt die Schultern wieder in Richtung Normalstellung. Wichtig ist es, beim Zurückneigen den Brustkorb so weit wie möglich zu machen und die Lungen beim Einatmen gut mit Luft zu füllen.

TIPP Schließen Sie bei der Übung die Augen und atmen Sie tief ein. Dabei richten Sie Ihre Aufmerksamkeit auf das Öffnen des Brustkorbs und die Streckung in Ihrer Brustwirbelsäule. Spüren Sie, wie es Ihnen immer leichter fällt diese angenehme Dehnposition einzunehmen.

Nackendehnung

4

Stellen Sie sich vor, Sie sind gerade wie Eberhard Gienger 1976 in Montreal beim Kunstturnen über die Matten gewirbelt. Für eine olympische Medaille hat es hier zwar nicht gereicht, aber nach dieser Anstrengung muss trotzdem eine vernünftige Dehnung des Nacken- und Schulterbereichs her, damit es in den anderen Disziplinen besser klappt.

Ob Eberhard Gienger seine Muskeln mit der folgenden Übung gedehnt hat, ist nicht bekannt. Aber er war auf jeden Fall am Reck wieder fit und hat sich eine Bronzemedaille erturnt. Dabei hat er auch den nach ihm benannten Gienger-Salto eingebaut. Der Gienger-Salto steht jetzt zwar nicht an, dafür aber eine Übung zur Nackendehnung. Sind Sie bereit?

- *Haben Sie gern geturnt?*
- *Welches war Ihr Lieblingsgerät?*
- *Welche Turner kennen Sie? (Turnvater Jahn, Fabian Hambüchen, Uta Schorn, Magdalena Brzeska …)*

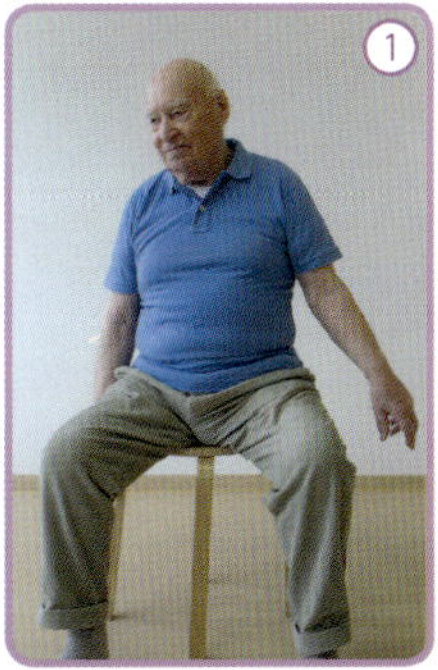

Nackendehnung

So geht's

Sitzen Sie aufrecht. Neigen Sie den Kopf zur Seite: Ihr rechtes Ohr versucht, Ihre rechte Schulter zu erreichen. Der linke Arm hängt seitlich neben dem Körper und Sie versuchen, die Hand so weit wie möglich nach unten zu schieben [→ Abb. ①]. Halten Sie diese Position ca. 15 Sekunden und spüren Sie, wie Ihr Kopf dabei schwerer wird (d.h., Sie kommen immer näher mit dem Kopf an die Schulter heran). Anschließend führen Sie die Übung mit der anderen Seite aus. Wiederholen Sie diese Übung mit jeder Körperseite 3-mal.

Allgemeines

Es wird die Halswirbelsäulen- und Schultermuskulatur gedehnt. Regelmäßig ausgeführt, werden kleinere Blockaden und Muskelspannungen gelöst und die Gewebeschichten wieder gleitfähiger.

Variante

Strecken Sie den linken Arm seitlich aus, während Sie den Kopf zur rechten Schulter neigen. Stellen Sie sich jetzt vor, dass Sie links mit flacher Hand eine Wand wegschieben wollen [→ Abb. ②]. Abwechselnd je 3-mal ausführen.

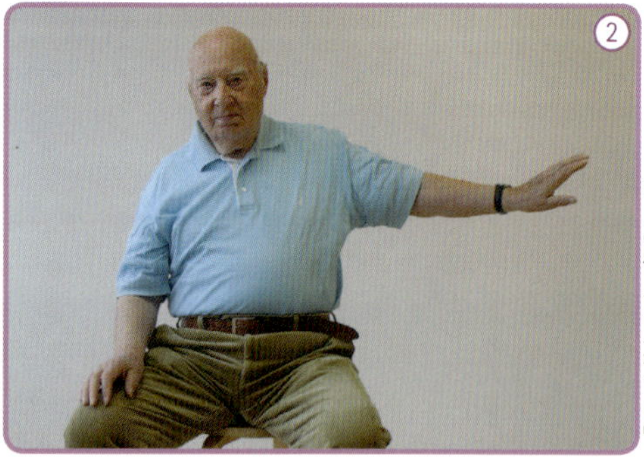

Foto: © U. Lantelme/F. Schneider

Kopfmassage

5

Der Physiotherapeut Adolf Katzenmeier betreute die deutsche Fußball-Nationalmannschaft 45 Jahre lang – was für eine Zeitspanne. Als Katzenmeier 1963 begann, war Sepp Herberger Bundestrainer – erinnern Sie sich noch an ihn? Ja, gute Physiotherapeuten sind Gold wert und die Nationalmannschaft war gewiss froh, dass Adolf Katzenmeier ihnen so lange Zeit die Muskeln massiert hat. Doch auch uns Amateuren sind Massagen wichtig.

Behandeln Sie Ihren Körper wie ein Profi und gönnen Sie sich eine Kopfmassage. Die Schädel- und Nackenregion reagiert extrem dankbar auf die intensive Zuwendung.

- *Wen hat der Physiotherapeut Adolf Katzenmeier wohl alles massiert? (Fußballer der deutschen Nationalmannschaft zwischen 1963 und 2008, wie Gerd Müller, Franz Beckenbauer, Berti Vogts …)*
- *Nach welchen Tätigkeiten tut Ihnen eine Massage gut?*

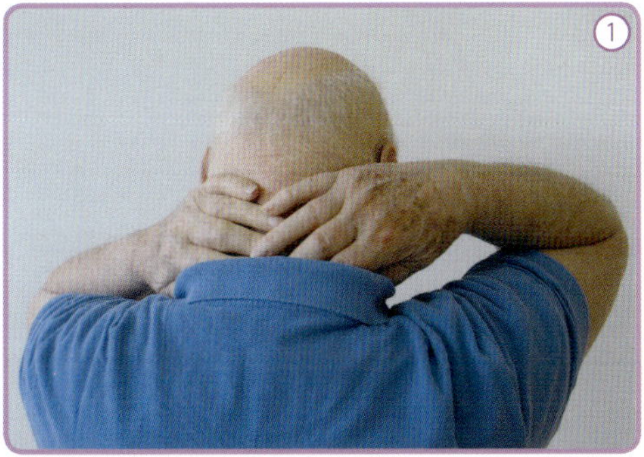

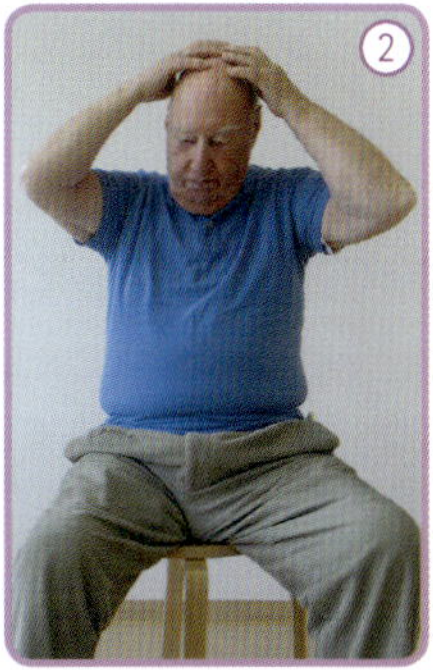

beide Fotos: © U. Lantelme/F. Schneider

Kopfmassage

So geht's

1. Kopfpunkte massieren

Setzen Sie sich stabil auf den Hocker und lassen Sie den Oberkörper locker. Führen Sie beide Hände an den Hinterkopf, und zwar dorthin, wo der Schädel endet [→ Abb. ①]. Sie fassen in eine Kuhle und spüren zwei kleine Höcker am Ende des Schädels, rechts und links der Halswirbelsäule. Diese massieren Sie. Führen Sie mit den Fingerkuppen kleine, kreisende Bewegungen in Richtung Mitte aus. Massieren Sie etwa zwei Minuten.

2. Ausstreichen

Ziehen Sie jetzt ganz langsam mit etwas Druck von der Mitte nach außen die eben massierten Muskelansätze auseinander. Greifen Sie mit den Fingerkuppen ruhig auch in den Nacken und arbeiten sich in Richtung der beiden Schulterblattspitzen hinunter. Spüren Sie nach, wie sich die Verspannungen lösen. Wieder rund zwei Minuten massieren.

3. Kiefer lösen

Nehmen Sie beide Hände, legen Sie sie seitlich ans Kiefergelenk und massieren Sie diesen Bereich kreisförmig. Dort befindet sich unser stärkster Muskel, der oft stressbedingt verspannt ist. Streichen Sie dann, vom Gelenk ausgehend, den Unterkiefer bis zum Kinn aus. Etwa zwei Minuten lang ausstreichen.

TIPP Eine Kopfmassage [→ Abb. ②] können Sie auch gut selbst durchführen und sich mit beiden Händen die Kopfhaut massieren – na, wer schnurrt zuerst?

Robin Hood

6

Stellen Sie sich vor, Sie sind im Sherwood Forest. Robin Hood und seine Männer sind mit Pfeil und Bogen unterwegs auf der Suche nach dem nächsten Wildschwein oder der nächsten Geldtruhe. Auch Sie haben Pfeil und Bogen dabei.

Um die Sehne des Bogens spannen zu können, brauchen Sie ganz schön viel Kraft. Dazu muss die Muskulatur stark sein und die Konzentration groß. Auch müssen Sie den Bogen mit der einen Hand ausdauernd halten können, während Sie mit der anderen Ihr Ziel anvisieren. Dabei bleiben Sie ganz ruhig und konzentriert. Spüren Sie die Entspannung, wenn Sie nach dem „Abschuss" Ihres Pfeils wieder locker lassen.

- *Beim Bogenschießen muss man gut zielen – fallen Ihnen noch andere Sportarten ein, bei denen man gut zielen muss?*
- *Wann haben Sie schon einmal einen Volltreffer gelandet?*

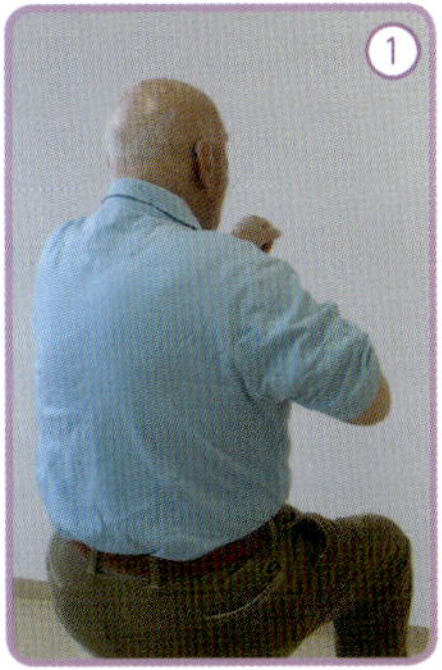

Robin Hood

So geht's

Sitzen Sie aufrecht. Stellen Sie sich eine Zielscheibe vor und strecken Sie Ihre linke Hand zur Kreismitte aus. Halten Sie den Arm lang gestreckt auf Brusthöhe. Führen Sie Ihre rechte Hand zur linken Hand nach vorn und ziehen Sie sie dann mit Kraft auf Brusthöhe nach hinten [→ Abb. ①].

Die Bewegung geht vom rechten Schulterblatt aus – ziehen Sie dieses bei der Bewegungsausführung so nah wie möglich zur Wirbelsäule. Sie arbeiten gegen einen imaginären Widerstand, so, als ob Sie die Sehne eines Bogens spannen. Spüren Sie, wie Ihr Schulterblatt beim Spannen der Sehne zur Wirbelsäule hingleitet. Dann lassen Sie locker und führen die Übung mit der ausgestreckten rechten Hand durch. Die linke Hand spannt jetzt die imaginäre Bogensehne. Wiederholen Sie die Übung abwechselnd auf jeder Seite 5-mal.

Allgemeines

Viele Sitzhaltungen schwächen die Schultermuskulatur, die Schultern fallen nach vorn. Mit dieser Übung wird die Schultermuskulatur wieder aufgebaut.

TIPP Führen Sie diese Übung ruhig auch einmal so aus, dass Sie beide Arme gleichzeitig nach hinten führen. Manche Menschen arbeiten lieber „synchron". Achten Sie darauf, die Ellbogen maximal auf Brusthöhe zu heben und tendenziell nach unten zurückzuführen. So können Sie die Schulterblätter am besten zusammenziehen.

Brustwirbelsäule / Schultergürtel

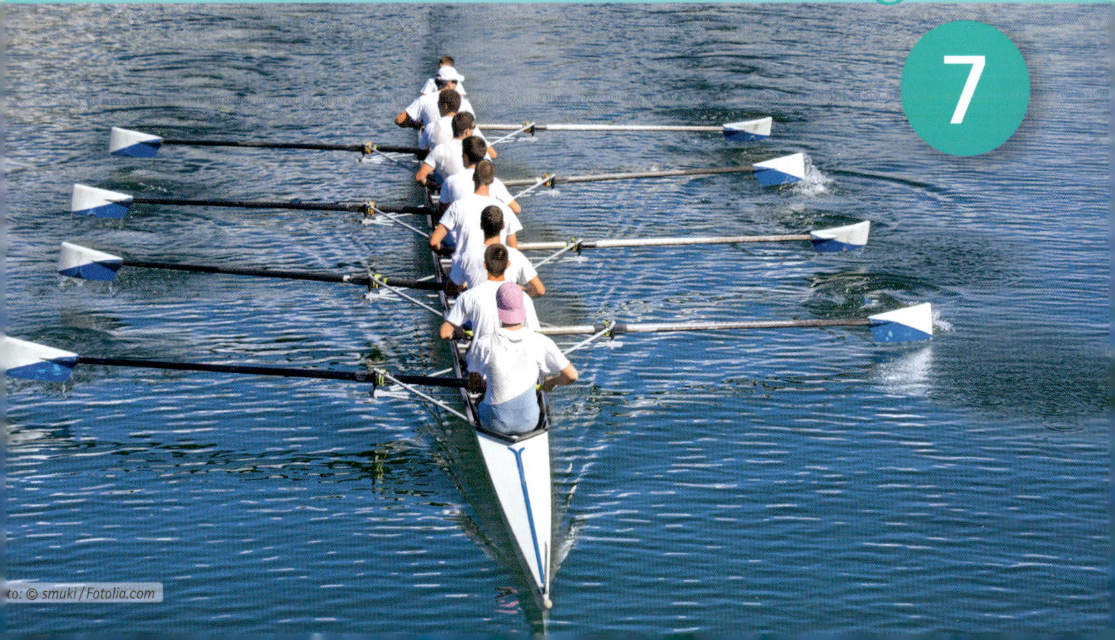

Brustwirbelsäule / Schultergürtel

In dieser Körperregion befinden sich die knöchernen Strukturen des Brustkorbs, bestehend aus zwölf Brustwirbeln mit den dazugehörigen Rippenpaaren und dem Brustbein (Sternum).

Der Brustkorb schützt Herz und Lunge. Dem gesamten Bereich kommen neben wichtigen Schutzfunktionen auch entscheidende Haltefunktionen zu. Er ist der Träger des Kopfes und des gesamten Schultergürtels, ebenso geht die Bewegung der Arme und Beine von hier aus. Das bringt spezifische Erfordernisse mit sich: Beim Gehen muss sich die untere Brustwirbelsäule frei bewegen können, während der obere Teil durch den eher starren Brustkorb die Rolle des Stabilisators übernimmt.

Je beweglicher der untere Brustwirbelbereich ist, desto dynamischer fällt unser Bewegungsablauf aus. Der Schultergürtel, bestehend aus Schulterblatt, Schlüsselbein und dem Schultergelenk, liegt wie ein Sattel auf dem Brustkorb auf. Er ist eine mobile Verbindung zum Rumpf und ermöglicht so den Armen einen großen Aktionsradius.

Eine weitere wesentliche Aufgabe kommt dem Brustkorb bei der Atmung zu. Eine optimale Atmung ist nur möglich, wenn die Gelenke im Brustkorb (wie z.B. die Brustwirbel und die Rippengelenke) nicht behindert sind. Damit dem so ist, müssen die Dehnfähigkeit der Muskeln und die Gleitfähigkeit der unterschiedlichen Gewebeschichten gegeben sein. Erkrankungen, wie Brustwirbelsäulenversteifungen, Morbus Bechterew, Skoliosen, größere Narben, Lungenentzündungen oder Atemwegserkrankungen, können dazu führen, dass die Beweglichkeit in diesem Bereich reduziert wird.

Wehende Fahnen

8

Stellen Sie sich vor, Sie befinden sich bei der Eröffnungsfeier im Olympiastadion. Das olympische Feuer wird gerade entfacht und das Publikum jubelt. Sie stehen auf der Tribüne und begrüßen die einziehenden Sportler mit Fähnchen. Dabei fällt Ihnen das Lied „Wenn die bunten Fahnen wehen" ein. Was für ein wunderbares Bild. Singen Sie es doch auch einmal selber in der Gruppe. Nach und nach fallen alle mit ein. Auch die Schwungbewegungen synchronisieren sich langsam. Ein gutes Gefühl von Gemeinschaft entsteht. Was für ein besonderer Moment. Begleiten Sie die ganze Übung mit dem Lied.

- *Singen Sie gern?*
- *Welches sind Ihre Lieblingslieder?*
- *Mögen Sie das Flattern von Fahnen?*
- *Bei welchen Sportereignissen waren Sie schon einmal als Zuschauer dabei?*

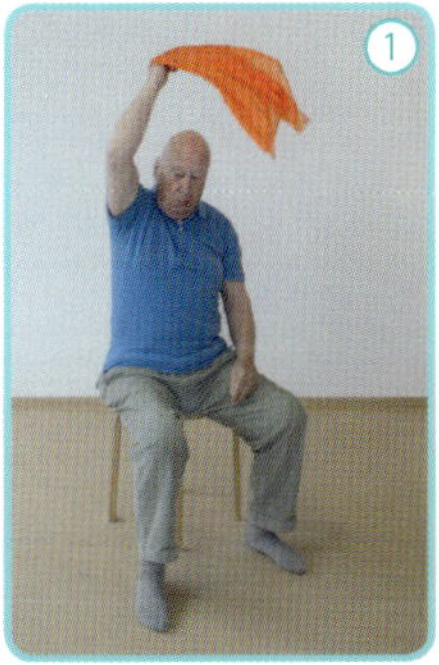

Foto: © U. Lantelme/F. Schneider

Wehende Fahnen

Material

Pro Teilnehmer ein Chiffontuch

So geht's

Nehmen Sie das Tuch in die linke Hand. Heben Sie den linken Arm und beschreiben Sie „eine liegende Acht" (∞). Beginnen Sie in der Mitte vor dem Körper. Führen Sie die Bewegung nach links oben außen aus [→ Abb. (1)] und fahren Sie dann in einem Halbkreis nach unten rechts wieder in die Mitte zurück. Schon haben Sie einen ersten Teil der Acht gezeichnet. Führen Sie die Bewegung weiter, bis die Form der gedachten Acht geschlossen ist. Folgen Sie mit den Augen der Bewegung. Wenn Sie mehrere Achten flüssig in die Luft geschrieben haben, wiederholen Sie die Übungen mit der anderen Hand. Zum Schluss führen Sie die Acht gemeinsam mit parallel gehaltenen Händen durch.

Allgemeines

Bei dieser Übung sind beide Körper- und Gehirnhälften gleichzeitig aktiv. Wenn Sie die Arme über die Mittellinie des Körpers bewegen und der Bewegung mit den Augen folgen, aktivieren Sie den Corpus Callosum, den Gehirnbalken. Dieser ist eine quer verlaufende Verbindung zwischen rechter und linker Gehirnhälfte und wichtig für koordinative Fähigkeiten.

TIPP Wenn Sie nur einen kleinen Raum zur Verfügung haben oder die Schulterbeweglichkeit eingeschränkt ist, fassen Sie das Tuch in der Mitte, damit es schön fliegt.

100 Meter Brust

9

Stellen Sie sich vor, wie Sie im Freibad gemütlich Bahnen ziehen. Sie hören die vertrauten Freibadgeräusche und das Plätschern des Wassers. Genießen Sie die sportliche Aktivität im erfrischenden Nass. Schauen Sie sich um – Brustschwimmen ist die beliebteste Schwimmtechnik der Freizeitschwimmer. Ihre auch? Besonders schön ist das Brustschwimmen, wenn man sich dabei richtig groß und weit macht. Was für ein tolles Gefühl!

- *Sind Sie gern schwimmen gegangen?*
- *Wo waren Sie schwimmen?*
- *Welche erfolgreichen (Brust-)Schwimmer kennen Sie? (Hans Faßnacht, Michael Groß, Franziska van Almsick ...)*
- *Erzählen Sie von Ihren Schwimmbaderlebnissen.*

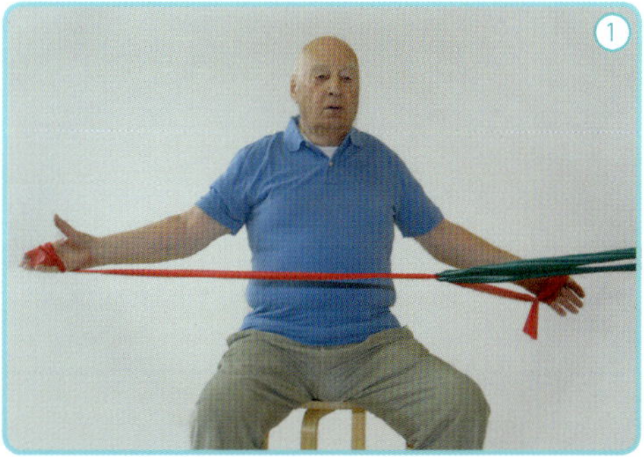

100 Meter Brust

Material

Pro Teilnehmer ein Thera-Band. Ein Gymnastikreifen, durch den alle Teilnehmer ihre Bänder ziehen können. (Alternativ kann auch mit einem gegenübersitzenden Partner geübt werden, dann werden die Bänder über Kreuz gelegt → Abb. (1).)

So geht's

Legen Sie Ihre Thera-Bänder um den Reifen in der Mitte und wickeln Sie die Enden des Bandes um die Hände. Sitzen Sie aufrecht und bringen Sie gemeinsam mit den anderen Teilnehmern Spannung auf die Bänder: Die Hände befinden sich dabei maximal auf Brustbeinhöhe und sind zur Kreismitte hin gestreckt. Nun drehen Sie die Hände mit den Daumen nach außen oben und führen Ihre Hände gegen den Widerstand seitlich neben den Körper – die Hände sollten etwa auf Hüfthöhe sein. Führen Sie dabei die Schulterblätter näher zusammen und ziehen Sie sie nach hinten unten. Kurz innehalten [→ Abb. (1)], dann entspannen [→ Abb. (2)].
15- bis 20-mal wiederholen.

Allgemeines

Mit dieser Übung wird die aufrechte Körperhaltung trainiert. Das Zurückführen dehnt die Brustmuskulatur, gleichzeitig wird die Muskulatur von Schulterblatt und Rückenstrecker gekräftigt.

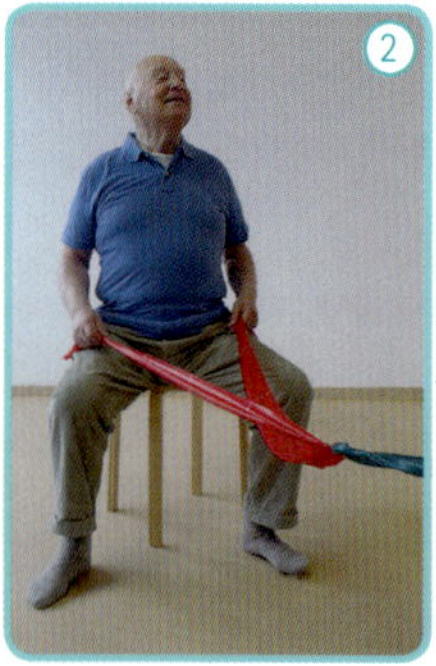

Im Deutschlandachter

10

Erinnern Sie sich an die Ruderstrecke bei Olympia 1972 in München? Das Wasser glitzert blau, die Fahnen flattern im Wind. Sie sind dabei und steigen in Ihr Boot ein. Die Sonnenbrille setzen Sie sich auf. Das olympische Dackel-Maskottchen Waldi schaut von der Tribüne und los geht's.

Ja, das Rudern mit anderen ist eine Herausforderung. Nur wenn alle die Anweisungen genau befolgen, besteht die Chance auf eine Medaille. Sie arbeiten alle im gleichen Rhythmus, Sie merken, wie die Schubkraft Sie ins Ziel bringt. Geschafft! Am Ende heißt es Bronze für den Deutschlandachter.

Der Deutschlandachter ist eines der erfolgreichsten Boote weltweit und das Flaggschiff des deutschen Ruderverbandes.

- *Wo sind Sie schon einmal gerudert?*
- *Welche Sportarten auf dem Wasser kennen Sie noch?*

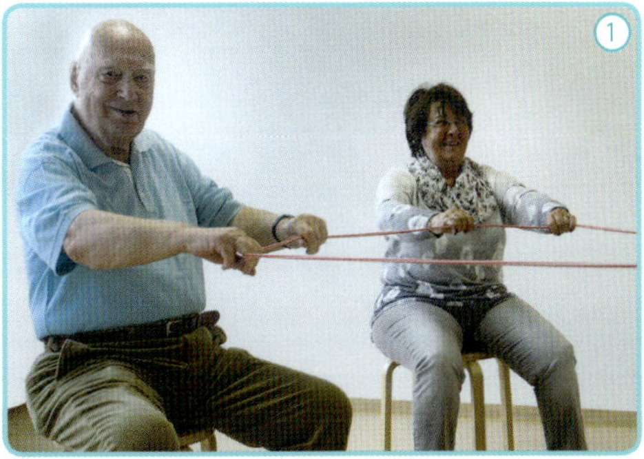

1

Im Deutschlandachter

Material

Eine Zauberschnur

So geht's

Nehmen Sie eine aufrechte Sitzposition ein. Achten Sie darauf, dass Sie den Kopf nicht überstrecken. Die Zauberschnur verläuft mittig im Kreis, halten Sie sie auf Spannung [→ Abb. ①].
Melden Sie sich nacheinander mit „Fertig!", dass Sie jetzt ruderbereit sind. Dann führen Sie alle gemeinsam auf das Kommando „Alles vorwärts – los!" die Ellbogen nach hinten unten. Dabei wird Ihr Brustbein nach vorn „rausgeschoben".
Die Übung 15- bis 20-mal wiederholen. Beendet wird die Übung mit dem Kommando „Ruder – halt!"

Allgemeines

Diese Übung kräftigt die gesamte Rückenmuskulatur, vor allem die Muskulatur des Schultergürtels. Auch das Gleiten der Schulterblätter auf dem Brustkorb wird mit der Übung trainiert – wer beim Zurückführen der Arme die Bewegung intensiviert, indem er die Schulterblätter zusammenzieht, verstärkt diese Wirkung.

TIPP Die Teilnehmer, die sich ermüdet fühlen, können Sie die Kommandos ansagen lassen. So können diese pausieren, gleichzeitig bleiben sie im „Team". Ein weiterer Effekt dieses Vorgehens: Die Teilnehmer können selbst das Tempo bestimmen.

Kanu

11

Birgit Fischer ist die erfolgreichste deutsche Olympionikin. Zwischen 1980 und 2004 gewann sie insgesamt acht Gold- und vier Silbermedaillen. Außerdem hat sie noch 27 Weltmeistertitel gewonnen, war 6-fache Vizeweltmeisterin und hat vier Bronzemedaillen bei Weltmeisterschaften errungen. Eine unglaubliche Karriere.

Heute begleiten Sie die Kanutin Birgit Fischer auf der Rennstrecke und genießen dabei den Sonnenschein und den Wind. Auf dem glitzernd blauen Wasser gleiten Sie mit ihr zum Sieg.

- *Was fällt Ihnen zum Kanufahren ein?*
- *Sind Sie auch schon einmal Kanu gefahren?*
- *Wo sind Sie Kanu gefahren?*

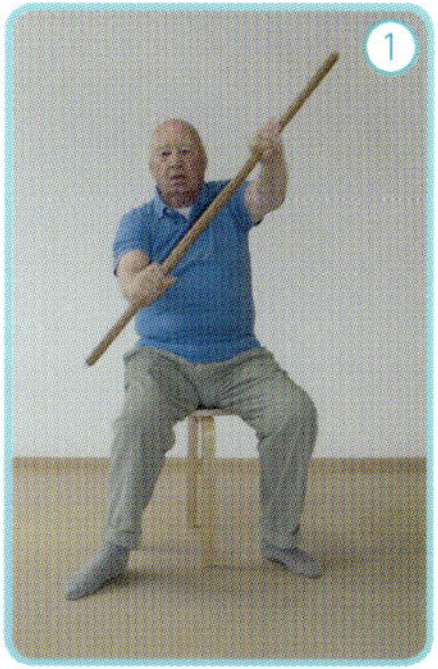

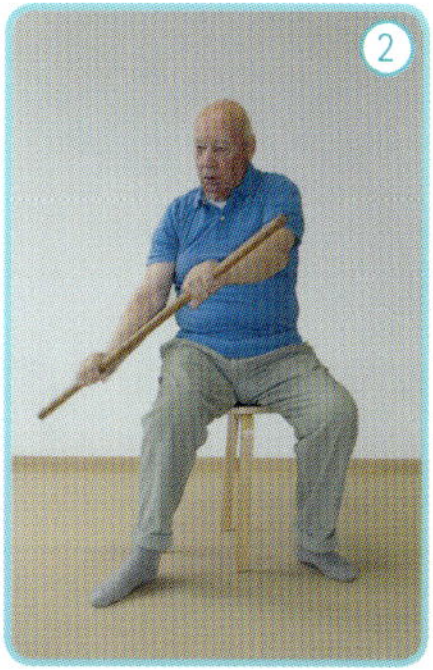

Kanu

Material

Pro Teilnehmer ein Turnstab

So geht's

Sie nehmen den Stab in beide Hände und führen eine Paddelbewegung aus. Stechen Sie rechts neben sich ins „Wasser" und ziehen Sie das „Paddel" nach hinten [→ Abb. (1) und (2)]. Dann tauchen Sie das Paddel links von sich ein und führen den Bewegungsablauf fort. Wiederholen Sie die Übung auf jeder Seite 6- bis 12-mal. Machen Sie weit ausholende Bewegungen, sodass sich Ihr gesamter Brustkorb mitbewegen muss.

Allgemeines

Beim Paddeln werden Arm-, Schulter-, Rücken- und Bauchmuskeln stark beansprucht. So werden sowohl die Ausdauer als auch die Oberkörpermuskulatur trainiert. Um die Bewegungen koordinieren zu können, müssen Sie sich konzentrieren. Ist der Bewegungsfluss automatisiert, lässt sich das Tempo steigern.

VORSICHT Diese Übung ist besonders anregend für das Herz-Kreislauf-System, weil die Arme ständig über Brusthöhe bewegt werden. Achten Sie auf eine gleichmäßige Atmung und den passenden Anstrengungsgrad – „Fordern, aber nicht überfordern".

Beschwingtes Lied

12

Mit einem Lied geht alles besser. Heute wärmen Sie sich beschwingt auf. Der bevorstehende Wettkampf macht Sie ein bisschen nervös. Mit der vertrauten Melodie gewinnen Sie Ihre Lockerheit zurück. Jetzt geht es gleich mit aufgewärmten Armen und Schultern in den Wettstreit mit Ihren Herausforderern. Nicht vergessen: Dabei sein ist alles!

- *Wann hatten Sie schon einmal das Gefühl, sich erst einmal locker machen zu müssen?*
- *Wie bekommen Sportler wohl ihre Nervosität in den Griff?*

Beschwingtes Lied

Auf die Melodie „Von den blauen Bergen kommen wir"

Und wir schwingen unsren Arm mal vor.
Auch den andren auch ein Stück empor.
Und wir spreizen unsre Hände,
Denn wir sind noch nicht am Ende.
Schwing'n die Arme weiter wie zuvor.

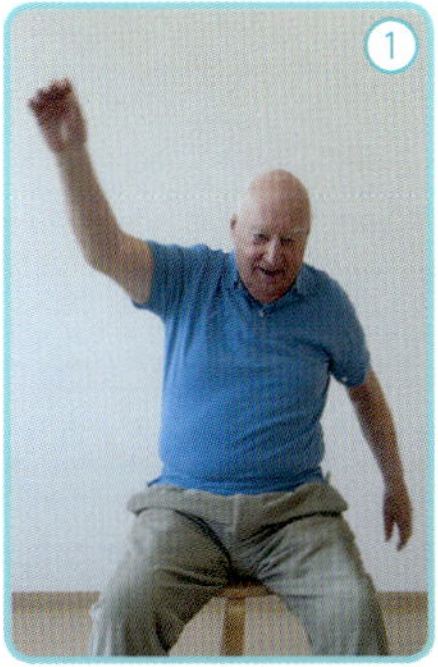

Beschwingtes Lied

Die Melodie des Liedes kommt sicher allen bekannt vor. Singen Sie das Lied zunächst einfach allein vor und starten Sie dann gemeinsam mit der Übung. Dabei wiederholen Sie das Lied immer wieder. Ihre Teilnehmer lernen den Text nach und nach durch das regelmäßige Hören.

So geht's

Setzen Sie sich aufrecht hin und lassen Sie Ihre Arme locker neben dem Körper hängen. Schwingen Sie dann Ihre Arme gegengleich vor und zurück – wenn der rechte Arm vorn ist, befindet sich der linke hinten und umgekehrt [→ Abb. (1)]. Heben Sie Ihre Arme dabei maximal bis auf Schulterhöhe. Die Bewegung erfolgt locker, seitlich und ohne Kraftanstrengung. Die Arme sollen schwingen und nicht gehoben werden.

Allgemeines

Durch das Eigengewicht der Arme wird das Schultergelenk auseinandergezogen. Dadurch wird die Schulter entlastet und mobilisiert.

Variante

Mit Teilnehmern, die sicher auf den Beinen sind, können Sie diese Übung im Stand ausführen. Dafür nehmen Sie eine Schrittstellung ein und pendeln ganz locker mit nur einem Arm. Beugen Sie den Oberkörper dabei leicht vor. Automatisch fällt der Arm dadurch in eine andere Ausgangsstellung. Sie können sich auch mit einer Hand festhalten (Wand, Tisch, Stuhllehne ...) und zusätzlich ein Gewicht oder eine gefüllte PET-Flasche in die Hand nehmen. Mit dem Gewicht entlasten Sie das Gelenk.

Hände

13

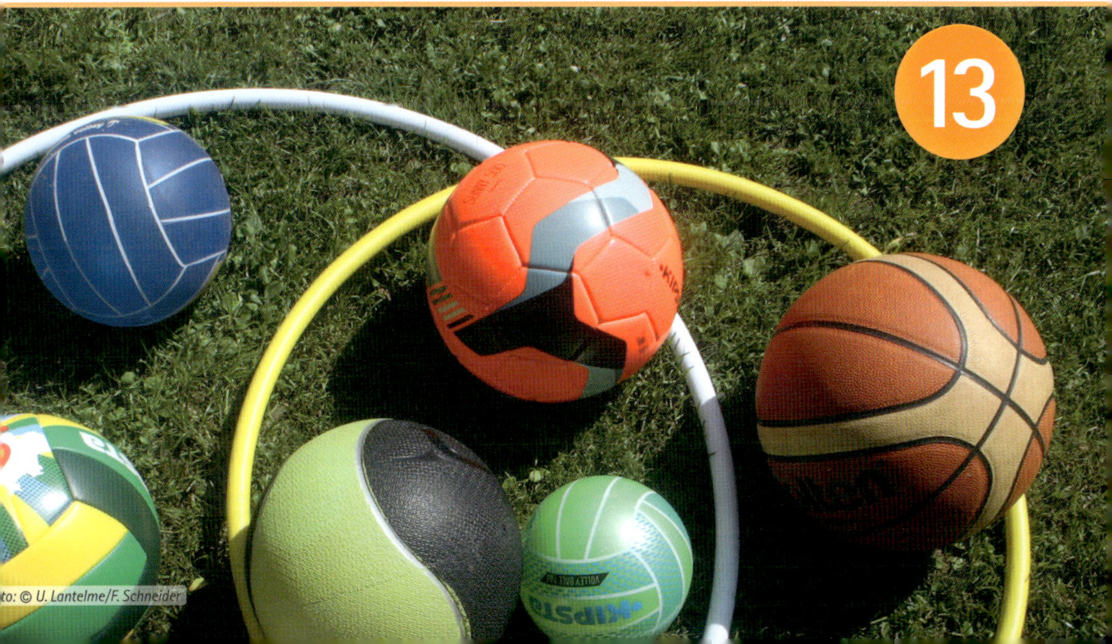

to: © U. Lantelme/F. Schneider

Hände

Die Hände können eine Vielfalt an filigranen und gezielten Bewegungen ausführen und somit auf mannigfache Weise den Kontakt zur Umwelt herstellen. Zu den knöchernen Strukturen des Armes und der Hand gehören der Schultergürtel mit Schlüsselbein und Schulterblatt, der Oberarm und Unterarm, bestehend aus Elle und Speiche, sowie viele kleine Handwurzelknochen und fünf Mittelhand- und Fingerknochen.

Die Arme und Hände sind äußerst mobile Werkzeuge. Mit ihnen werden Tasten gedrückt, Schlüssel gedreht, Griffe umfasst, Gegenstände aufgehoben, Texte geschrieben, Orangen geschält, Brot geschnitten, Lappen ausgewrungen, Flaschen aufgeschraubt, Knöpfe zugeknöpft, Reißverschlüsse eingefädelt u. v. m. Deshalb ist die Frustration groß, wenn es in diesem Bereich zu Einschränkungen kommt. Viele ältere Menschen leiden unter schmerzhaft eingeschränkten Finger- und Handgelenken. Mögliche Ursachen dafür sind chirurgische Eingriffe oder Verletzungen. Der dadurch entstandene Elastizitätsverlust im Gewebe führt zu Kompression auf Gefäße und Nerven. Das macht sich durch Kribbeln und/oder Schmerzen in den Fingern bemerkbar.

Aber auch Schlaganfälle (Lähmungserscheinungen) und rheumatische Erkrankungen können Ursachen für eine eingeschränkte Finger- und Handbeweglichkeit sein. Da Hände nicht nur extrem wichtig für unsere motorische Handlungsfähigkeit sind, sondern auch für die Sinneswahrnehmung und die Kontaktaufnahme zu anderen Menschen, ist die Erhaltung und Förderung der Fingermotorik von besonderer Bedeutung.

Ballkünstler

14

Ganz besondere Ballkünstler sind die Basketball-Spieler. Erinnern Sie sich an die große Sensation, als die US-Basketballer der Mannschaft der UdSSR 1972 bei den olympischen Spielen unterlagen? Mitten im Kalten Krieg hieß das Endergebnis in München 51:50 für die UdSSR. Was für ein spannendes Spiel.

- *Haben Sie das Spiel gesehen?*
- *An welche anderen aufregenden Spiele erinnern Sie sich?*
- *Haben Sie schon einmal Papierkorb-Basketball gespielt?*

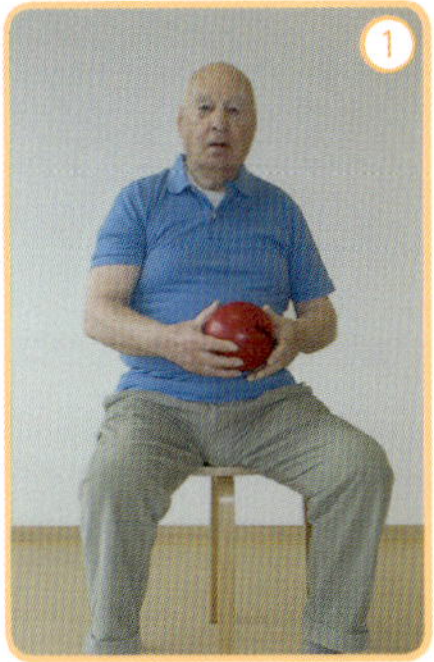

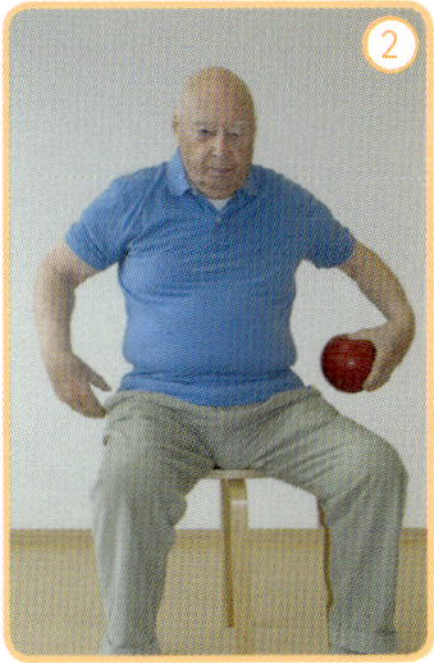

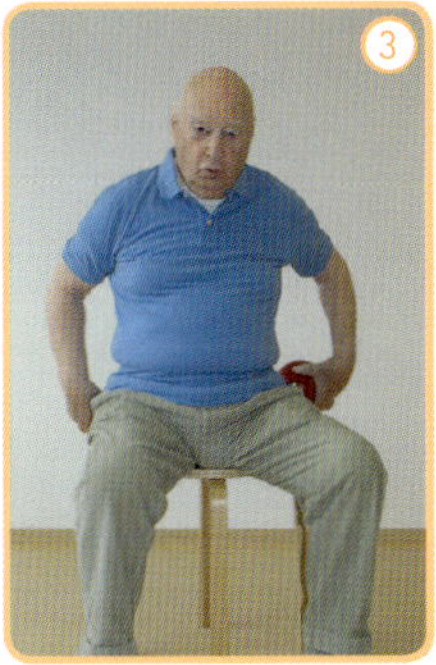

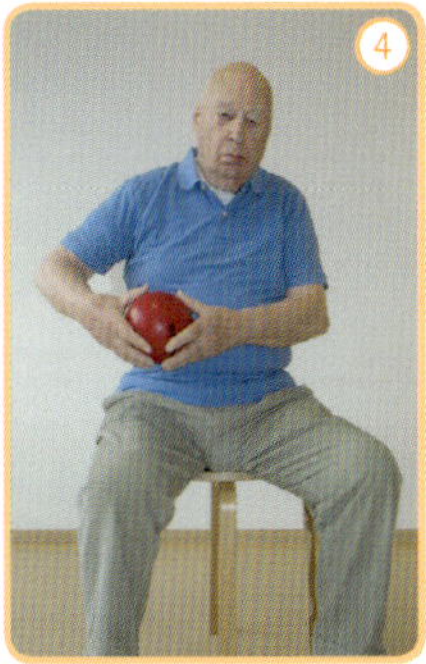

Ballkünstler

Material

Pro Teilnehmer ein Gymnastikball

So geht's

Sitzen Sie aufrecht und stellen Sie beide Füße flach auf den Boden. Nehmen Sie den Ball in eine Hand und führen Sie ihn um den Körper. Wenn der Ball vor dem Bauch oder hinter dem Rücken angelangt ist, übergeben Sie ihn jeweils in die andere Hand [→ Abb. ①-④]. Diese Übung 5-mal linksherum und 5-mal rechtsherum wiederholen. Abschließend gibt es eine weitere Runde in die Richtung, die Ihnen schwerer gefallen ist.

Allgemeines

Bei der Übung geht es um den koordinierten Bewegungsablauf – das harmonische Zusammenspiel von Muskelgruppen. Die Armbewegung und der Wechsel von Zufassen und Loslassen des Balls – zum Teil ohne Augenkontrolle (Übergabe hinter dem Rücken) – stärken das muskuläre Koordinationsgefühl.

Variante

Steigern Sie auch einmal das Tempo der Übung und bauen Sie durch Zuruf einen Richtungswechsel ein. So schulen Sie auch die Reaktionsfähigkeit.

TIPP Diese Übung eignet sich gut als Gruppenübung. Dabei gibt „Person 1" den Ball vorn herum an „Person 2" und diese gibt den Ball hinter dem Rücken an „Person 3" weiter usw.

Starke Hände

15

1972, die Olympischen Spiele in München: David gegen Goliath – so ging der Kampf des Ringers Wilfried Dietrich gegen den gut 80 Kilo schwereren Chris Taylor in die Sportgeschichte ein. Der „Kran von Schifferstadt" wuchtete den Koloss, gegen den er in der zweiten Runde kämpfen musste, auf die Matte und gewann. Das Foto dieses symbolischen Moments verbreitete sich in der ganzen Welt.

Ringer brauchen Kraft und besonders auch Fingerspitzengefühl. Genau wie die Sportler können Sie das auch gezielt trainieren.

- *Welche anderen Kampfsportarten kennen Sie?*
- *Erinnern Sie sich noch an andere Sportereignisse, bei denen der Schwächere überraschend gewonnen hat?*

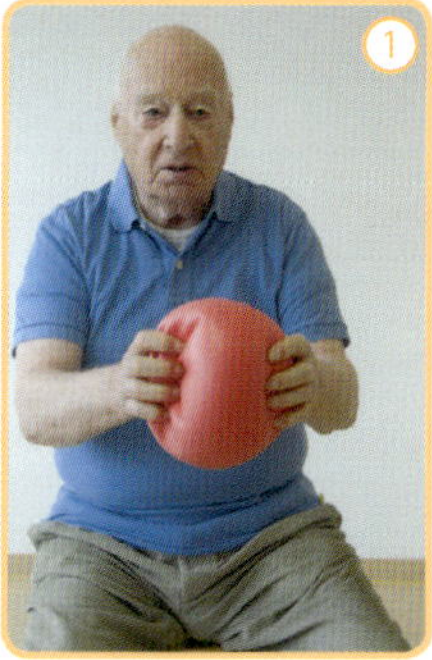

1

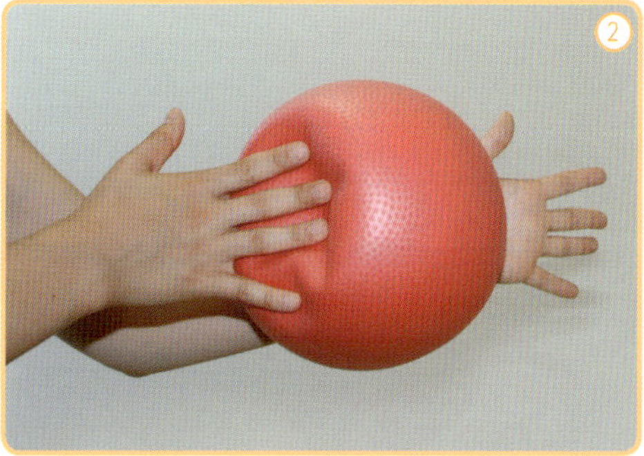

2

beide Fotos: © U. Lantelme/F. Schneider

Starke Hände

Material

Pro Teilnehmer ein Ball (halb aufgepumpt), am besten ein Redondoball

So geht's

1. Pressen

Nehmen Sie den Ball zwischen Ihre flachen Handflächen und drücken Sie ihn so fest wie möglich zusammen. Halten Sie die Spannung für etwa 20 Sekunden. Lassen Sie dann wieder locker und schütteln Sie Hände und Arme aus. 5- bis 6-mal wiederholen.

2. Kneten

Halten Sie den Ball wieder mit beiden Händen vor Ihrem Körper auf Brusthöhe und kneten Sie ihn ohne Kraftanstrengung, indem Sie mit den Fingern in den Ball hineinkrallen [→ Abb. 1]. Wieder rund 20 Sekunden ausführen, 5- bis 6-mal wiederholen.

3. Ziehen

Greifen Sie mit den Händen fest in den Ball und ziehen ihn möglichst stark auseinander. Die Spannung 20 Sekunden halten, 5- bis 6-mal wiederholen.

4. Dehnen

Rollen Sie den Ball zwischen den Händen mit ausgestreckten Fingern weit nach vorn und zurück [→ Abb. 2]. Die Hände bewegen sich gegengleich. 20 Sekunden ausführen, 5- bis 6-mal wiederholen.

Allgemeines

Diese Übung ist besonders wohltuend bei Gelenkentzündungen oder steifen Fingern.

Wurfspiel

16

In jeder Wurfdisziplin brauchen Sie eine gut trainierte Schultermuskulatur. Stellen Sie sich die Handball-WM 2007 vor. Deutschland wurde in der Köln Arena Weltmeister – ein echtes Wintermärchen nach dem Fußball-Sommermärchen 2006. Manchmal kann man gar nicht so schnell gucken, wie die Bälle von Spieler zu Spieler fliegen.

Haben Sie heute Lust auf ein Handballspiel? Versuchen Sie auch einmal, die Reaktionsgeschwindigkeit der anderen zu testen. Soll der Ball ins Tor? Dann probieren Sie einen Wurf von oben. Seien Sie dabei gnädig mit dem Tormann oder der Torfrau. Sie oder er soll den Ball auch noch fangen können.

- *Mögen Sie Wurfspiele?*
- *Welche Ballsportarten kennen Sie?*
- *Welche Ballsportarten haben Sie gespielt?*

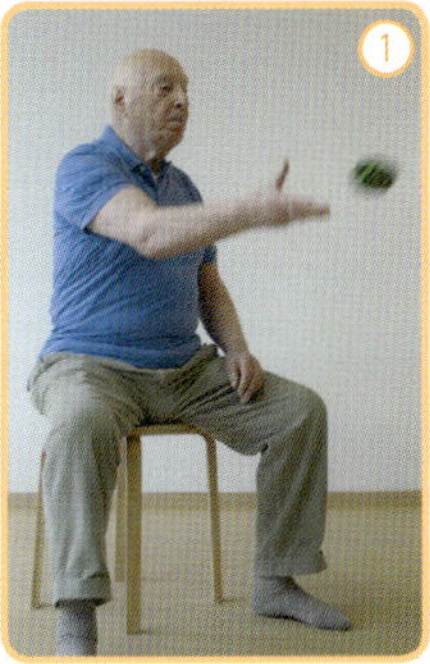

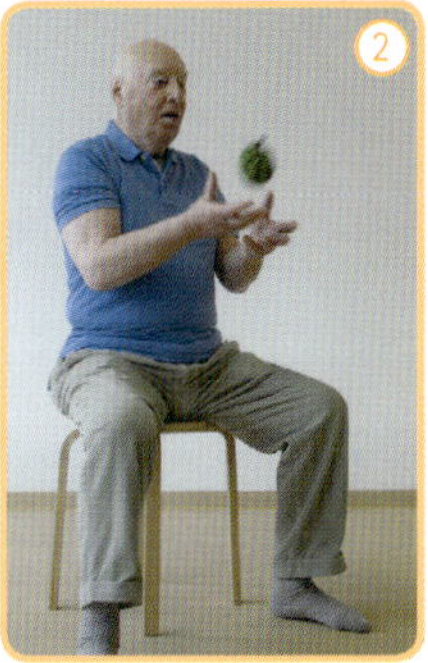

Wurfspiel

Material

Ein Bohnensäckchen

So geht's

Wenn Sie beginnen, werfen Sie das Säckchen dem Teilnehmer zu, der Ihnen gegenübersitzt. Dabei können Sie das Säckchen sowohl von „oben" als auch von „unten" [→ Abb. (1)] werfen.
Als Fänger fangen Sie das Säckchen mit einer oder mit beiden Händen [→ Abb. (2)] und begrüßen dann die anderen Teilnehmer. (Falls Sie sich noch nicht kennen, stellen Sie sich bitte namentlich vor.)
Danach werfen Sie das Säckchen zum nächsten Teilnehmer. Das Spiel dauert so lange, bis Sie alle an der Reihe waren.

VORSICHT Achten Sie darauf, dass niemand vor lauter Begeisterung zu schnelle oder ruckartige Bewegungen macht. Fordern Sie die Gruppe dann bitte auf, langsamer und gezielter zu werfen.

TIPP Diese Übung eignet sich ideal als Aufwärm- oder Kennenlernspiel.

Lied „Gelber Ball“

17

Wie ist das Wettkampfwetter heute? Hoffentlich schön sonnig! Egal, wir holen uns auf jeden Fall die Sonne in den Sitzkreis. Symbolisch reichen wir den großen gelben Ball weiter. Fühlen Sie schon, wie Ihre Hände davon wärmer werden? Nach und nach erreichen die warmen Sonnenstrahlen auch Ihren bewegten Rücken und den Oberkörper. Merken Sie, wie sich Ihre Brustwirbelsäule durch die Drehbewegungen lockert? Spüren Sie das Wohlbehagen wie bei einem Sonnenbad?

ANMERKUNG Zu der Assoziation wird der gelbe Ball im Kreis herumgereicht. Ersetzen Sie die Farbe entsprechend der Farbe Ihres Balls oder ersetzen Sie „gelben“ durch „dicken“ oder „großen“ und denken sich eine passende Imagination aus *(dicker Herbstkürbis, roter Sonnenuntergang, grüne Wassermelone …).*

- *Welches Ballspiel spielen Sie am liebsten?*
- *Wo haben Sie das Spiel gespielt? (Im Verein, auf dem Bolzplatz, auf dem Hof …)*
- *Was machte Ihnen dabei am meisten Spaß?*

Lied „Gelber Ball“

Auf die Melodie „Von den blauen Bergen kommen wir“

Einen gelben Ball haben wir hier
Und du übergibst ihn gleich zu mir.
Dabei drehst du dich nach links,
Ja, die Wirbeldrehung bringt’s.
Einen gelben Ball haben wir hier.

Lied „Gelber Ball“

Material

Ein Pezziball (Größe 55 cm)

So geht’s

Singen Sie dieses Lied gemeinsam zur Übung in der Gruppe. Nehmen den Ball fest in beide Hände und halten Sie ihn mit angewinkelten Armen auf Bauchhöhe (Unterarm und Oberarm bilden einen 90°-Winkel). Nun geben Sie den Ball mit einer Oberkörperdrehung an Ihren linken Sitznachbarn weiter. Der nächste Teilnehmer nimmt den Ball mit beiden Händen auf seiner rechten Seite auf und führt ihn ebenfalls in einer kreisförmigen Bewegung auf Bauchhöhe an seinen linken Nachbarn weiter.

Allgemeines

Diese Übung ist eine sehr gute Koordinations- und Kraftübung für Arme und Hände. Durch die kreisförmige Bewegung des Oberkörpers (bei der Weitergabe des Balls) wird die Drehbeweglichkeit des Rumpfs trainiert und die Flexibilität der Wirbelsäule erhöht.

Variante

Um die Übung dynamischer zu gestalten, können Sie mehrere Bälle mit verschiedenen Größen und Gewichten in der Gruppe verteilen. Diese werden dann synchron in dieselbe Richtung im Kreis weitergegeben. Die Teilnehmer werden so besonders herausgefordert, da sie sich immer wieder auf neue Formen und Gewichte einstellen müssen. Teilnehmer mit Schulterproblemen kommen mit kleineren Bällen besser zurecht.

Ganz nach oben

18

Niki Lauda ist einer der schillerndsten Piloten im Formel-1-Zirkus. Nach dem Gewinn des ersten WM-Titels 1975 hatte er einen schweren Unfall auf der Rennstrecke, bei dem er sich Verbrennungen im Gesicht zuzog. Trotzdem gelang ihm 1977 der zweite Titel. 1984 rundete er seine Karriere sogar mit einem dritten Titel ab. Er hatte in seinem Leben wirklich viele Gelegenheiten, seine Konkurrenten mit Champagner zu bespritzen und Pokale in die Höhe zu heben. Spüren Sie das Gefühl des Triumphes, das er dabei gehabt haben muss?

- *Erinnern Sie sich an besondere Momente in Ihrem Leben, in denen Sie eigentlich auch einen Pokal verdient hätten?*
- *Haben Sie sogar schon einmal etwas gewonnen? Erzählen Sie davon.*

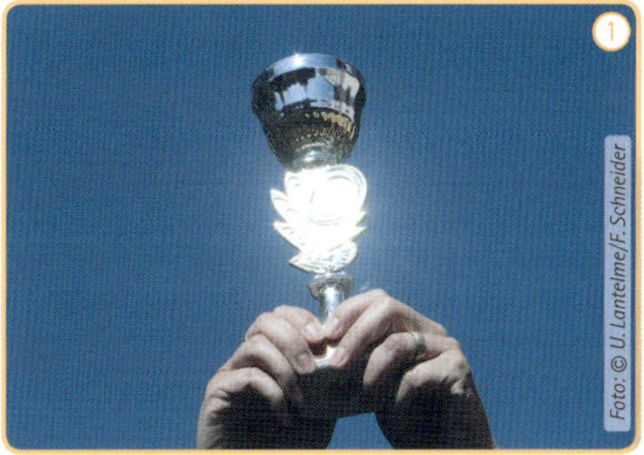

Pokal gewonnen!

Ganz nach oben

Material

Für je zwei Teilnehmer ein Ball, z.B. Wasserball oder Luftballon

So geht's

Stellen Sie die Stühle (oder Hocker) paarweise gegenüber und setzen Sie sich hin. Einer von Ihnen hebt den Ball mit ausgestreckten Armen schräg nach vorn hoch. Achten Sie auf eine aufrechte Haltung und lassen die Schultern gesenkt.
Stellen Sie sich vor, dass Sie Ihre Schultern zusammen mit den Schulterblättern Richtung Becken und zur Wirbelsäule nach unten ziehen. Ihr Partner streckt Ihnen die Arme entgegen und Sie übergeben ihm den Ball [→ Abb. 2]. Nun senken beide die Arme auf die Oberschenkel ab. Dann übergibt Ihnen der Partner wieder den Ball. Die Übung 10- bis 12-mal wiederholen.

Allgemeines

Beim Ausstrecken der Arme gehen Sie so weit wie möglich an Ihre Bewegungsgrenze. Ihre Schultern dürfen Sie aber nicht zu den Ohren ziehen. Stimmt die Bewegung, werden der Schultergürtel und die gesamten Rückenstrecker gestärkt.

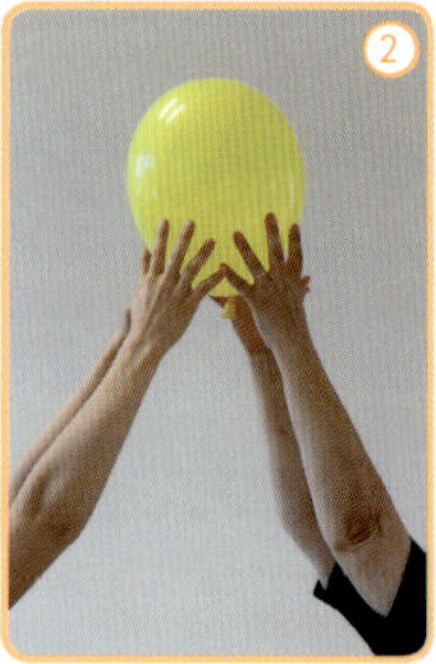

Foto: © U. Lantelme/F. Schneider

Lendenwirbelsäule / Becken

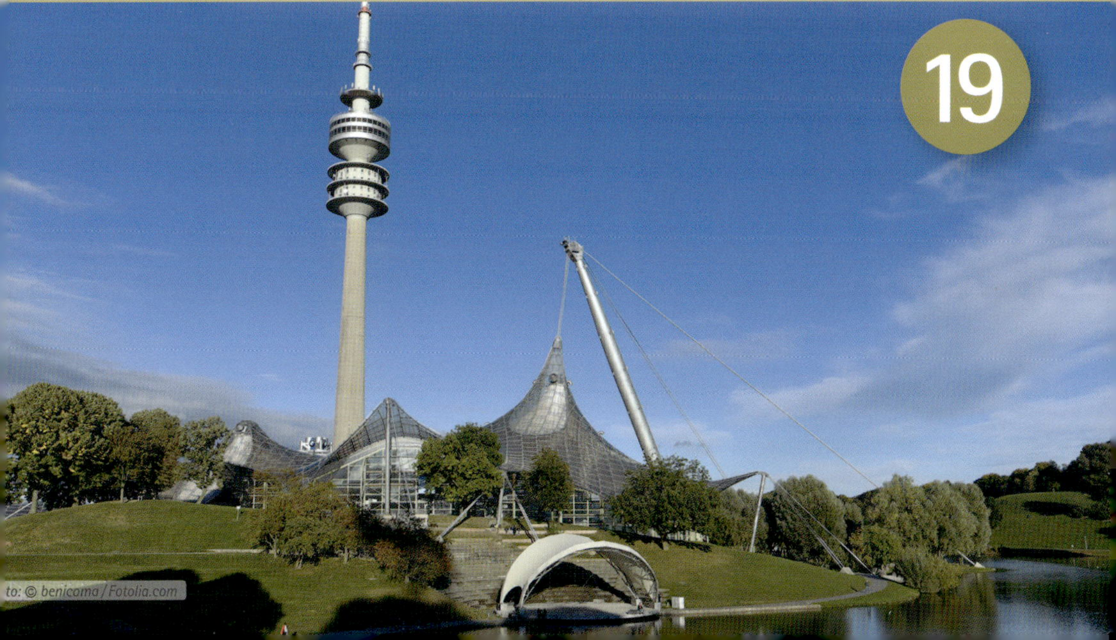

19

to: © benicoma / Fotolia.com

Lendenwirbelsäule/Becken

Die knöchernen Strukturen des Beckens umfassen die Lendenwirbelsäule, das Kreuzbein und die beiden Hüftgelenke. Im Becken liegen die Organe der Fortpflanzung und der Verdauung. Diese Körperregion hat einen vielfältigen Aufgabenbereich: Sie muss den Oberkörper tragen und im Gleichgewicht halten. Die Beinbewegungen werden im Becken koordiniert, die Bewegungen werden dort gedämpft bzw. gepuffert.

Nicht ohne Grund finden wir in diesem Bereich viele verschleißbedingte Beschwerden, die fast immer auf einseitige Belastungen zurückzuführen sind. Sowohl Menschen mit überwiegend sitzender Tätigkeit als auch Menschen, die im Alltag körperlich sehr gefordert sind, merken an dieser „Schaltzentrale" die Folgen der einseitigen Belastung. Deswegen muss die Muskulatur in diesem Bereich das ganze Leben lang trainiert werden. Nur mit einer starken Mitte ist man den Anforderungen des Alltags gewachsen.

Welche Beschwerden finden sich in diesem Bereich? Typisch sind Verdauungsprobleme, Bandscheibenvorfälle, Gleitwirbel, Schmerzen im unteren Rücken, Versteifungen oder Narben im Bauchraum (oft nach OPs), Hüftarthrosen, entzündliche Zustände, Blasenschwäche und Prostatabeschwerden.

Egal welcher Art die Problematik in dieser Region auch ist, sie hat immer große Auswirkungen auf die Allgemeinbefindlichkeit und die Mobilität. Die folgenden Übungen tragen dazu bei, die Beweglichkeit zu erhalten, zu verbessern und Schmerzzustände zu reduzieren. Dazu werden die Gelenke und Wirbel mobilisiert und vor allem die Muskulatur trainiert.

Im Parcours

Aufrecht und stolz geht es in den Dressurparcours. Hier ist die saubere Haltung ganz besonders wichtig, damit es nicht zu einem vorzeitigen Absitzen kommt. Sie bewegen sich auf den Spuren der erfolgreichen Dressurmannschaften und unterstützen die Vorwärtsbewegung des Pferdes durch einen flüssigen Bewegungsablauf. Dem Auf und Ab des Pferdes folgen Sie ganz harmonisch. So nehmen Sie die volle Punktzahl mit und gewinnen die Goldmedaille bei Olympia, genauso wie Josef Neckermann 1964 in Tokio und 1968 in Mexiko-Stadt. Und wie Dr. Reiner Klimke, Harry Boldt und Lieselott Linsenhoff.

- *Welche Pferdesportarten sehen Sie gern?*
- *Sind Sie schon einmal selbst geritten?*
- *An welche olympischen Reitmomente erinnern Sie sich?*

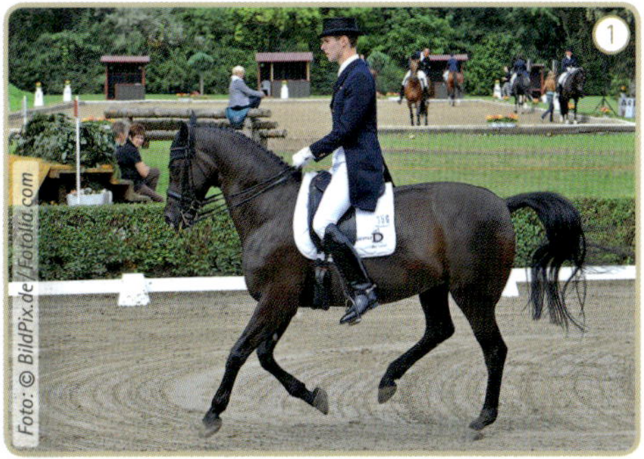

Im Parcours: aufrecht wie ein Reiter

Im Parcours

So geht's

Sitzen Sie aufrecht [→ Abb. (1)]. Stellen Sie die Füße hüftbreit auseinander und achten Sie darauf, dass sich Ihre Knie über den Füßen befinden. Legen Sie Ihre Hände auf die Beckenknochen oder die Oberschenkel, kippen Sie nun das Becken nach vorn und anschließend wieder zurück. Bei dieser Bewegung rollen Sie jedes Mal über Ihre beiden Sitzknochen. Sie führen also genau die Bewegung mit dem Becken aus, die auch ein Reiter auf dem Pferd durchführt, wenn es sich im Trab befindet. Die Übung zwei Minuten durchführen.

Allgemeines

Vom Becken ausgehend, wird die Wirbelsäule bei der Übung von der aufrechten in die krumme Körperhaltung gebracht und umgekehrt. Dabei werden die Lenden-, die Brust- und die Halswirbelsäule aufgerichtet sowie der Brustkorb angehoben.

Variante

Für die Variante benötigen Sie pro Teilnehmer ein Tuch mit Knoten, gut geeignet sind Geschirrtücher, 40 x 80 cm. Legen Sie jedem Teilnehmer ein Tuch mit Knoten a) auf Beckenkammhöhe (obere Kante des Beckenknochens) oder b) auf Rippenhöhe in den Rücken – die Teilnehmer halten das Tuch dann seitlich fest. So führen alle die Übung wieder wie oben beschrieben durch. Das Tuch lenkt die Aufmerksamkeit auf die Bewegung in der Wirbelsäule.

Begeistert aufstehen

21

Erinnern Sie sich an die Fußball-Weltmeisterschaft 1990 in Italien? Es steht 0:0 gegen Argentinien. Augenthaler wird gefoult – Elfmeter. Andi Brehme tritt an, läuft, schießt – Tor! 1:0 – Deutschland ist Weltmeister! Alle springen begeistert von ihren Sitzen ... Sie machen sich jetzt für das nächste Turnier fit und bereiten sich auf das Jubeln vor.

- *Haben Sie selbst einmal Fußball gespielt?*
- *Gibt es ein Fußball-Turnier, das Ihnen ganz besonders im Gedächtnis geblieben ist?*
- *Wann reißt es Sie vor Begeisterung aus dem Sessel?*

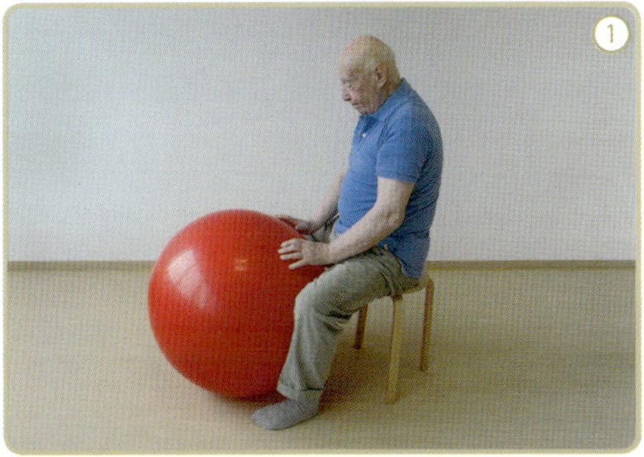

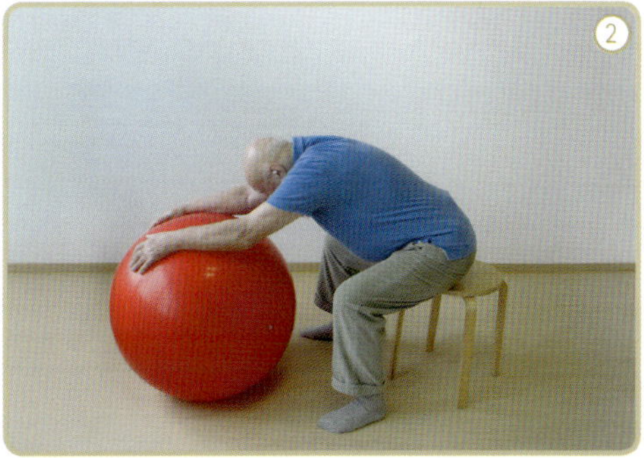

beide Fotos: © U. Lantelme/F. Schneider

Begeistert aufstehen

Material

Pro Teilnehmer ein Pezziball

So geht's

Sitzen Sie aufrecht. Stellen Sie die Füße hüftbreit auseinander und achten Sie darauf, dass sich Ihre Knie senkrecht über den Füßen befinden. Kippen Sie das Becken nach vorn. Legen Sie den Pezziball zwischen die Beine und legen Sie Ihre Hände schulterbreit darauf [→ Abb. (1)]. Stellen Sie sich vor, dass Sie wie eine steife Puppe mit ganz geradem Rücken den Oberkörper nach vorn neigen, und setzen Sie diese Bewegung um. Dabei rollen Sie mit ausgestreckten Armen den Ball erst nach vorn [→ Abb. (2)] und dann wieder zurück.

Allgemeines

Diese Übung schult die aufrechte Körperhaltung. Primär dient sie der Dehnung der Rücken- und Brustmuskulatur. In der Variante ist sie hilfreich, um das Aufstehen aus dem Sitzen zu üben.

Variante für Fortgeschrittene

Damit Sie als Übungsleiter den Ablauf genau kontrollieren können, stehen die Teilnehmer einzeln nacheinander auf. Dafür stehen Sie neben dem Übenden und bieten Unterstützung und Sicherheit. Ähnlich wie ein startendes Flugzeug bringt der Teilnehmer seinen Oberkörper sitzend so weit wie möglich nach vorn und rollt dabei den Ball mit.
Die Füße stehen in Schrittstellung, um den Bewegungsablauf zu erleichtern. Dann lässt er den Ball los (der Ball kann ruhig wegrollen), hebt die Arme an und nutzt diesen Schwung, um den Po abzuheben.

Im Sitzen gehen

22

Haben Sie schon einmal einen Geher-Wettbewerb angesehen? Es sieht schon etwas merkwürdig aus, wenn man keinen Fuß ganz vom Boden abheben darf. So versuchen Sie es jetzt, im Sitzen nachzuahmen. Die Bewegung erfolgt aus der Hüfte und wird vom Knie geführt. Wie ein Geher lassen Sie die Fußsohle immer schön am Boden. Halten Sie es die gesamte Strecke durch? Wie oft gibt es dramatische Momente bei Geher-Wettbewerben, wenn Einzelne kurz vorm Ziel wegen eines Gehfehlers disqualifiziert werden?

- *Wie fühlt sich die Bewegung des Gehers an?*
- *Haben Sie schon einmal einen Geher-Wettbewerb gesehen?*
- *Gehen Sie gern spazieren? Wo am liebsten (Wald, Meer, Felder, Stadt ...)?*
- *Sind Sie schon einmal gejoggt oder haben Nordic Walking ausprobiert?*

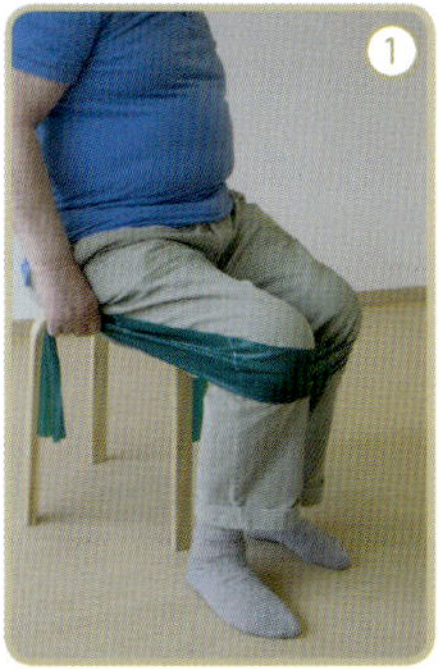

Im Sitzen gehen

Material

Pro Teilnehmer ein Thera-Band

So geht's

Setzen Sie sich aufrecht und stabil auf den Hocker. Legen Sie das Thera-Band flach um beide Knie und wickeln Sie die Enden um die Hände. Halten Sie das Band unter Spannung, die Hände befinden sich seitlich links und rechts neben der Hüfte auf Höhe der Sitzfläche. Die Füße bleiben während der gesamten Übung fest auf dem Boden [→ Abb. ①]. Schieben Sie dann Ihren rechten Oberschenkel so weit nach vorn wie möglich – die Bewegung wird vom Knie geführt. Arbeiten Sie dann links und rechts im Wechsel. Sie machen schnelle und kurze Bewegungen, die sich ein wenig so anfühlen, als ob Sie mit dem Hocker im Sitzen vorwärtsgehen wollen.

Allgemeines

Die Übung mobilisiert die Hüftgelenke, die Lendenwirbelsäule und regt die Durchblutung im Beckenbereich an. Die kurzen, schnellen Bewegungen können sogar zu einer Erwärmung der Lendenwirbelregion führen. Diese Anregung und Lockerung aktiviert den gesamten Beckenbereich und ist sehr hilfreich bei Darmträgheit.

TIPP Diese Übung kann auch gut im Liegen ausgeführt werden. Strecken Sie Ihre Beine und ziehen Sie die Fußspitzen heran. Nun schieben Sie Ihre Fersen abwechselnd mit kleinen, kurzen Bewegungen in Richtung Bettende.

Tief durchatmen

23

Haben Sie schon einmal genau beobachtet, wie sich Athleten vor Wettkämpfen verhalten? Was für eine Anspannung und Konzentration. Versetzen Sie sich in die Situation. Gleich wird Ihr Wettkampf starten. Ihre Anspannung ist groß, ein bedeutender Moment steht Ihnen bevor. Jetzt holen Sie noch einmal ganz tief Luft und konzentrieren sich auf das, was vor Ihnen liegt. Das bewusste „In-den-Bauch-Atmen" lässt Sie entspannen. Sie spüren in sich hinein, kommen ganz bei sich an und fühlen sich wieder gut geerdet. Jetzt kann's losgehen.

- *Was machen Sie vor einer aufregenden Situation?*
- *Erinnern Sie sich an solche Momente aus Ihrem Leben?*
- *Was tun Sie, um ruhiger zu werden?*

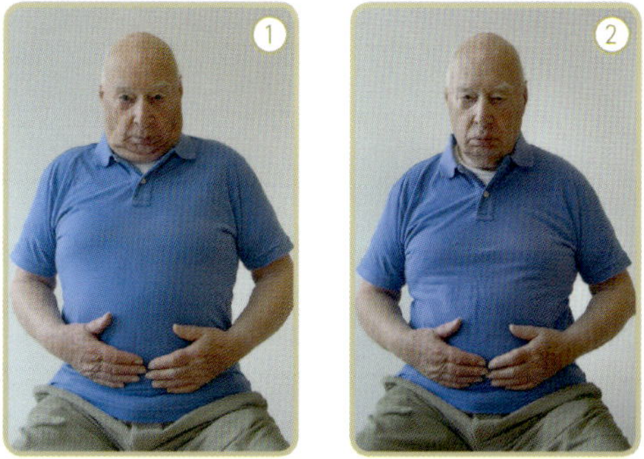

Tief durchatmen

So geht's

Sitzen Sie aufrecht, die Hände liegen auf dem Bauch. Atmen Sie durch die Nase ein und durch den Mund aus. Jetzt atmen Sie langsam und tief ein und spüren, wie sich Ihr Bauch mit Luft füllt – er wird groß und weit und wölbt sich deutlich nach außen [→ Abb. ①]. Beim Ausatmen senkt er sich wieder [→ Abb. ②].

Allgemeines

Die tiefe Bauchatmung trägt zur Entspannung und Beruhigung bei. Sie eignet sich sehr gut zur Einstimmung oder als Ausklang einer Übungseinheit. Tendenziell atmen die meisten Menschen zu stark in die Brust. Indem der Atem bewusst in den Bauch gelenkt wird, trainiert und dehnt sich das Zwerchfell. Die Organe der oberen Bauchregion werden dadurch ebenfalls angeregt und massiert. Die vertiefte Atmung hat daher auch eine positive Auswirkung auf die Verdauung. Der Zusammenhang zwischen Rückenschmerzen und Bauchmuskulatur wird oft unterschätzt. Diese Übung kann zur Linderung von Rückenschmerzen beitragen, da sie die Bauchmuskulatur dehnt.

Variante

Falls Bälle zur Hand sind, können Sie sich diese vor den Bauch halten. Nun atmen alle so tief in den Bauch, dass sie gegen den Ball atmen und ihn ein bisschen wegdrücken.

Eistanz

Erinnern Sie sich an den magischen Moment im Jahr 1984, als das Eistanzpaar Jayne Torvill und Christopher Dean Eistanzgeschichte schrieb? Damals fanden die olympischen Spiele in Sarajewo statt. Der Eistanz zu den Klängen von Ravels „Bolero" war so außergewöhnlich gut, dass Jayne Torvill und Christopher Dean eine nie wieder erreichte Benotung erhielten. Für ihre Präsentation gaben alle Punktrichter die damalige Idealnote 6,0. Außerdem gewann das Paar im gleichen Jahr auch noch die Europa- und die Weltmeisterschaft.

Die bewegende Performance hat sich eingeprägt. Sie wurde zum Vorbild für Eistanzgenerationen – bis heute. Und tatsächlich – stellen Sie sich vor, genauso elegant und anmutig über das Eis zu laufen. Spüren Sie den Fahrtwind? Den Schwung beim Gleiten übers Eis? Wie wunderbar und elegant Sie sich fühlen …

- *Welche Eiskunstläufer kennen Sie? (Katarina Witt, Marika Kilius, Hans-Jürgen Bäumler, Sonja Henie …)*
- *Sind Sie selbst schon einmal Schlittschuh gelaufen?*
- *Haben Sie einmal eine Show von „Holiday on Ice" besucht?*

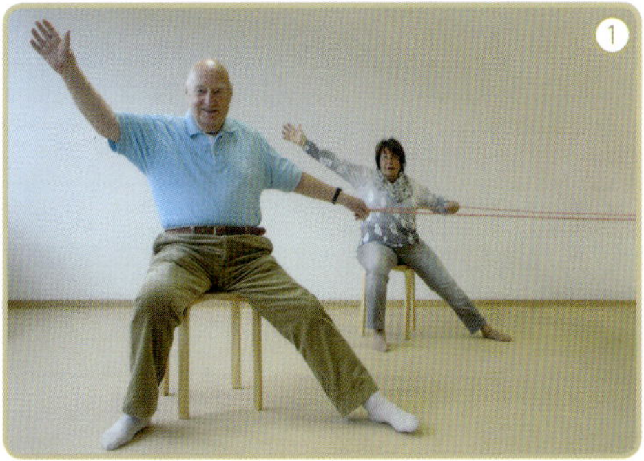

Foto: © U. Lantelme/F. Schneider

Eistanz

Material

Eine Zauberschnur

So geht's

Setzen Sie sich seitlich zur Kreismitte und halten Sie mit der Hand, die zur Kreismitte zeigt, die Zauberschnur auf Spannung. Führen Sie den anderen Arm vor dem Körper in Richtung Kreismitte, strecken Sie ihn lang und spreizen Sie die Hände so weit wie möglich auseinander. Führen Sie den Arm jetzt mit dieser Spannung langsam von unten vorm Körper nach außen oben. Schauen Sie zu Ihrer Hand nach oben [→ Abb. (1)].

Führen Sie den Arm wieder nach unten, lockern ihn kurz und wiederholen die Übung 3-mal. Dann drehen Sie sich auf dem Sitz um 180 Grad und der ehemalige Außenarm greift die Zauberschnur. Wiederholen Sie diese Übung 3-mal.

Allgemeines

Durch die Armstreckung dehnen Sie die gesamte Seite/Flanke. Ähnlich wie bei der Übung „Tief durchatmen" (Karte 23) werden die Rippen auseinandergezogen, sodass sich das Muskel- und Bindegewebe entsprechend dehnt und Verklebungen der Faszien vermieden werden.

Variante

Strecken Sie das linke Bein zur Kreismitte, wenn Sie den rechten Arm bewegen (und umgekehrt). So erreicht die Dehnung auch die innere Hüftmuskulatur (Adduktoren).

Füße

25

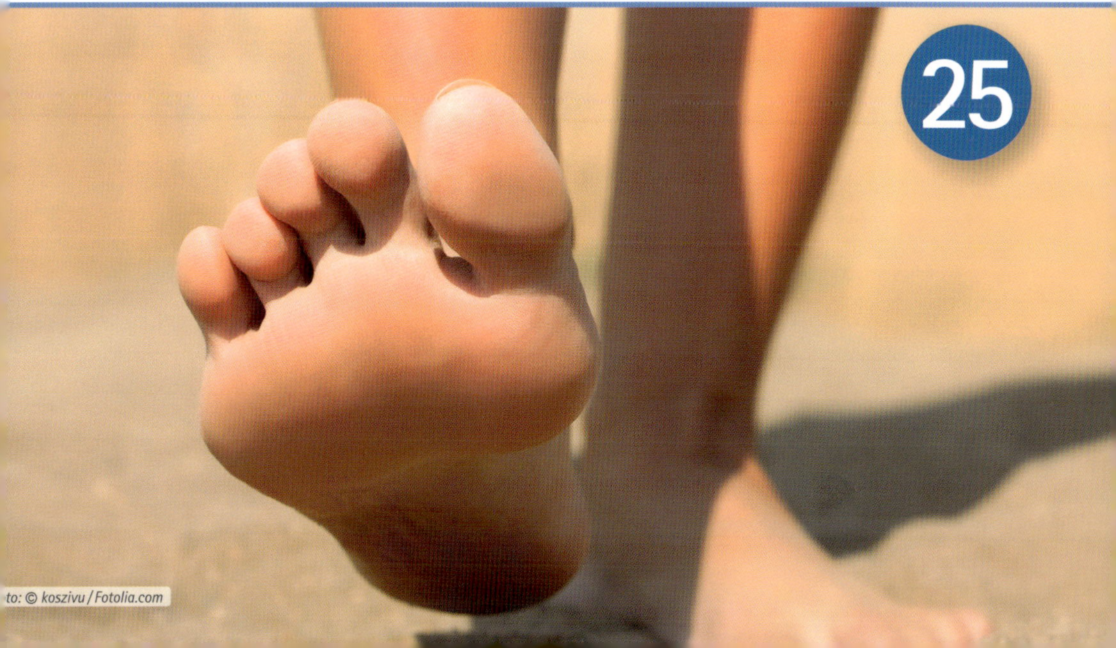

Füße

Die Füße haben ein Quer- und Längsgewölbe, das ein federndes Abrollen möglich macht. Durch die unterschiedlichen Bögen, die die Muskulatur dabei bildet, wird die Kraft optimal ausgenutzt, sodass ein sicherer, gut abgefederter Stand bzw. Gang möglich ist – Bodenunebenheiten können ausgeglichen und Stöße aufgefangen werden. Eine gut ausgebildete Fußmuskulatur entlastet die Bandscheiben.

Deswegen ist es in jedem Alter wichtig, die Fußmuskulatur zu stärken und ganz bewusst Abrollbewegungen zu üben.

Unsere Füße haben liebevolle Beachtung verdient. Sie tragen uns durchs Leben – allzu oft werden sie dazu in schwere, dicke oder hochhackige Schuhe gepackt. Diese Einschränkungen haben Folgen für unsere Fußmobilität.

Wünschenswert ist es, die Füße ganz bewusst wahrzunehmen, von den Zehen bis zur Ferse, von der Fußsohle bis zum Fußrücken und Knöchel. Am besten gelingt das ohne Schuhe, barfuß oder mit warmen Socken, Stoppersocken oder noch besser mit Zehensocken. Nehmen Sie sich Zeit für die Füße, erlauben Sie es ihnen, Sinneserfahrungen zu machen: Wärme, Kälte, unterschiedliche Strukturen und Formen.

Mit zunehmendem Alter leiden viele unter den sogenannten „schweren" oder geschwollenen Beinen und Wadenkrämpfen. Das kann viele Ursachen haben, ganz besonders wenn die Beweglichkeit eingeschränkt ist. Außer Bewegungsmangel kommen auch Bindegewebsschwäche oder Klappeninsuffizienz als Ursache infrage. Die Fußübungen sind ein ideales Mittel, die Muskelpumpe anzuregen und damit den Blutrückfluss zu steigern.

Lied von den Füßen

Dieser letzte Wettkampf steckt Ihnen noch in den Beinen. Ganz verkrampft sind Ihre Füße und Waden. Die müssen Sie jetzt erst mal so richtig schön dehnen und wieder locker machen, damit die Schuhe nachher nicht drücken. Lassen Sie sich von dem Fußlied mitreißen.

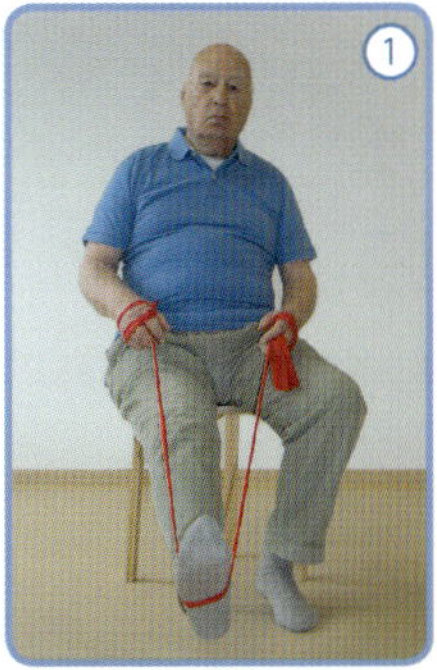

Foto: © U. Lantelme/F. Schneider

- *Was tut Ihren Füßen gut? (Fußbäder, Fußmassage, Laufen im Gras, Barfußlaufen ...)*

Lied von den Füßen

Auf die Melodie „Von den blauen Bergen kommen wir"

1. Und wir heben unsren Fuß jetzt an.
   Unsre Zehen, die sind auch mal dran.
   Und wir strecken sie ganz weit,
   nehmen uns dafür viel Zeit.
   Unser Fuß, der ist jetzt auch mal dran.
2. Und wir heben unsren Fuß jetzt an.
   Unsre Wade, die ist auch mal dran.
   Und wir ziehn die Zehen ran,
   strengen uns so richtig an.
   Unsre Wade, die ist auch mal dran.
3. Unsre Wade, die ist jetzt mal dran.
   Und wir ziehn die Zehen immer weiter ran.
   Und wir ziehn die Zehen ran,
   strengen uns so richtig an.
   Unsre Wade, die ist auch mal dran.

Lied von den Füßen

Material

Pro Teilnehmer ein Thera-Band

So geht's

Singen Sie dieses Lied gemeinsam zur Übung in der Gruppe. Legen Sie das Band unter die Fußsohle des rechten Fußes und spannen Sie das Band. Nehmen Sie eine aufrechte Sitzposition ein. Heben Sie jetzt den Fuß mit dem Band so hoch, bis das Knie gestreckt ist. Ideal ist das Bein auf Gesäßhöhe vor dem Körper ausgestreckt, sodass sich ein 90°-Winkel zwischen Oberkörper und Bein ergibt. Fällt es Ihnen schwer, das Knie auf Gesäßhöhe gestreckt zu halten, dann heben Sie das Bein nur so hoch an, wie Sie die Kniestreckung halten können [→ Abb. ①].
Nun strecken Sie die Zehen so weit wie möglich von sich weg (Strophe 1). Ziehen Sie dann Fuß und Zehen wieder zu sich ran und halten Sie die Dehnung, die Sie besonders auf der Beinrückseite verspüren. Nach einer Weile können Sie die Dehnung auch verstärken und die Zehen mithilfe des Thera-Bands noch mehr zum Körper ziehen. Halten Sie Ihre maximale Dehnposition mindestens 10 Sekunden (Strophe 2 und 3). Anschließend den Fuß absetzen, kurz lockern und mit dem linken Bein wiederholen. Mindestens 10-mal wiederholen.

Allgemeines

Behalten Sie die Kniestreckung und die aufrechte Sitzhaltung während der gesamten Übung bei, damit tatsächlich vom Rückenbereich bis zur Zehenspitze gedehnt wird. Fortschritte in der Dehnung verkürzter Muskeln zeigen sich nur langsam. Bitte üben Sie regelmäßig.

Über Stock und Stein

Stellen Sie sich vor, es ist ein lauer Sommerabend. Sie ziehen Ihre Laufschuhe an und es geht los. Gemütlich traben Sie durch eine wunderschöne, leicht hügelige Landschaft. Die Rapsfelder leuchten gelb, im Hintergrund geht langsam die Sonne unter. Sie atmen die frische Luft mit dem Duft von frisch gemähtem Gras. Die kleinen Hindernisse auf dem Weg überqueren Sie lässig. Die eine oder andere Pfütze überspringen Sie elegant. Genießen Sie die herrliche Aussicht und freuen sich auf das gute Gefühl, wenn Sie Ihre Runde gedreht haben.

- *Sind Sie schon mal querfeldein gegangen?*
- *Was empfinden Sie dabei als besondere Herausforderung? (unebener Boden, Hindernisse, Lichtverhältnisse ...)*
- *Was gefällt Ihnen dabei besonders?*

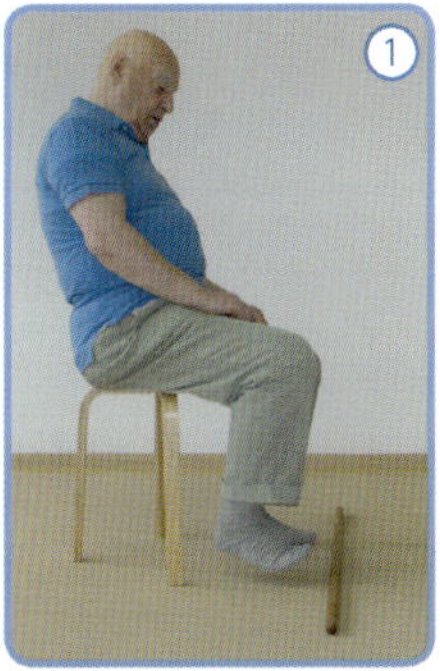

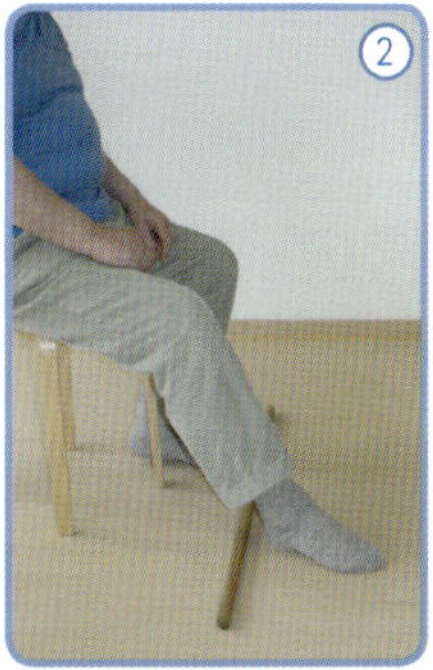

beide Fotos: © U. Lantelme/F. Schneider

Über Stock und Stein

Material

Pro Teilnehmer ein Turnstab

So geht's

Legen Sie den Stab quer vor die Füße auf den Boden. Stellen Sie beide Füße hinter dem Stab ab [→ Abb. ①]. Heben Sie den rechten Fuß an und tippen Sie mit gestreckten Zehenspitzen vor den Stab [→ Abb. ②]. Führen Sie den Fuß dann wieder hinter den Stab zurück und stellen dort nur die Ferse ab. Heben Sie Ihren Fuß immer so hoch, dass Sie den Stock nicht berühren. Wiederholen Sie die Übung mit dem linken Fuß und machen dann abwechselnd immer weiter (pro Fuß 15- bis 20-mal).

Allgemeines

Schwerpunkt dieser Übung ist das Trainieren der Fußbeweglichkeit in Kombination mit der Koordination. Damit Sie nicht durcheinanderkommen, müssen Sie sich gut konzentrieren. Ein weiteres Ziel ist es, die Geschwindigkeit zu steigern. Bei korrekter Übungsausführung arbeitet Ihre Hüftgelenks- und Bauchmuskulatur.

TIPP Nutzen Sie die Vorstellungskraft der Teilnehmer und laufen Sie in anderen Szenarien durch die Natur. Bauen Sie auch 15–20 Hindernisse ein, die es zu überwinden gilt, davon drei hohe – dann haben alle richtig viel geschafft.

Füße ausrollen

Erinnern Sie sich an 1954? An das Wunder von Bern? Die deutsche Fußball-Nationalmannschaft gewann die Weltmeisterschaft. Was für ein bewegender Moment. Ein 3:2-Sieg. Der Reporter Herbert Zimmermann schrie „Tooor! Tooor! Tooor!" Hören Sie ihn jubeln?

Die Schuhe der Fußballer und der nasse, schwere Boden waren damals ein großes Thema. Da mussten die Spieler anschließend die Füße wieder gut lockern. Bekannt ist nicht, was Rahn, Turek und Co. damals in der Kabine für ihre Füße getan haben. Aber die folgende Übung mit dem Stab wäre auf jeden Fall gut geeignet gewesen.

- *Haben Sie das Spiel 1954 gesehen? Wo haben Sie es gesehen?*
- *Erinnern Sie sich auch noch daran, mit wem?*
- *Welche anderen großen Fußballspiele fallen Ihnen ein?*

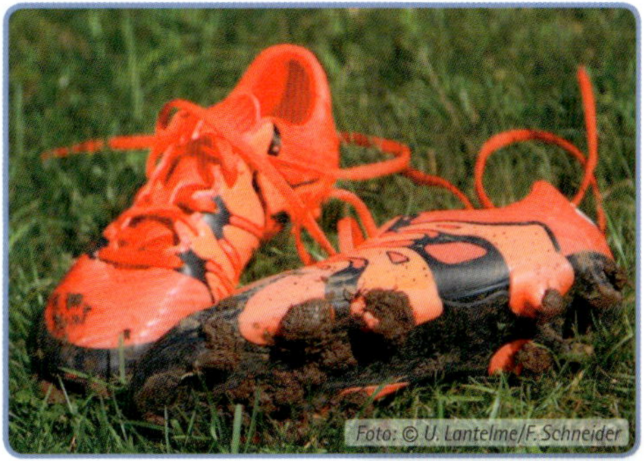

Foto: © U. Lantelme/F. Schneider

Fußballschuhe: müde Weltmeister-Füße

Füße ausrollen

Material

Pro Teilnehmer ein Turnstab

So geht's

Der Stab liegt quer vor den Füßen am Boden. Heben Sie den rechten Fuß an und setzen Sie ihn mittig auf dem Stab ab. Rollen Sie den Stab jetzt mit Druck so weit wie möglich vor und zurück. Dann mit dem anderen Fuß den Ablauf wiederholen. Schließlich rollen Sie den Stab mit beiden Füßen [→ Abb. (1)]. Probieren Sie immer wieder aus, an welchen Stellen Ihnen der Druck besonders guttut, und verbleiben Sie dort eine Weile. Die Übung ca. 5 Minuten (oder auch länger) durchführen.

Allgemeines

Bei dieser Übung werden die Fußsohlen gelockert und Verspannungen der Fußmuskulatur gelöst. Das kann im ersten Moment sogar schmerzhaft sein. Dann beginnen Sie mit sanftem Druck und steigern ihn erst nach und nach.

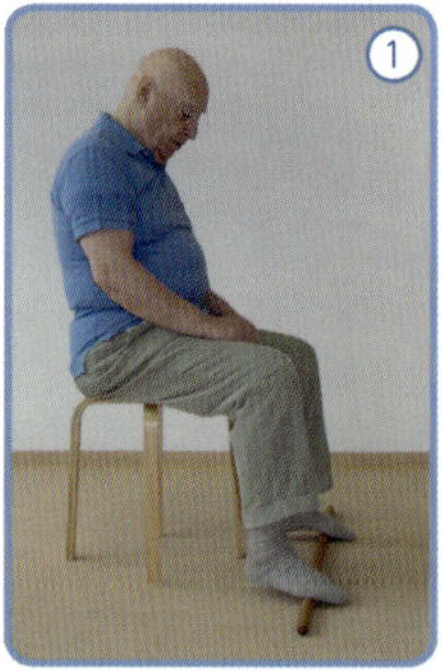

Foto: © U. Lantelme/F. Schneider

TIPP Rollen Sie Ihre Füße auch mal mit einem Tennis- oder Noppenball aus.

Marathon

Um einen echten Marathon zu laufen, muss man nicht unbedingt zur Olympiade fahren. So manchen Marathon haben Sie bestimmt schon einmal nach einem ausgiebigen Einkaufsbummel hinter sich gebracht. Sie erinnern sich sicher an solche Momente und daran, wie schwer sich die Füße und Beine angefühlt haben. Tun Sie Ihren Füßen jetzt etwas Gutes mit einem Wohlfühlangebot nur für Sie.

- *Wann sind Sie schon einmal so richtig lange gelaufen? (beim Shoppen oder Wandern, bei einer Besichtigungstour …)*
- *Wo waren Sie damals unterwegs?*
- *Was haben Sie danach für Ihre Füße getan?*

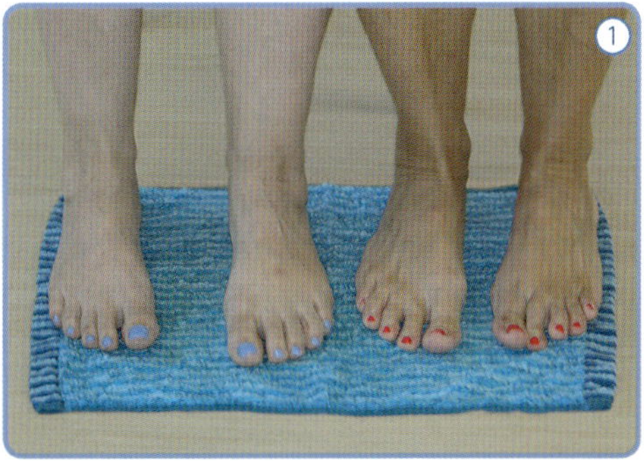

Marathon: kleine Erfrischung

Foto: © U. Lantelme/F. Schneider

Marathon

So geht's

Stellen Sie die Füße hüftbreit flach auf dem Boden auf und sitzen Sie aufrecht. Spüren Sie bewusst, wie Ihre Füße am Boden aufliegen. Sind die Füße gleichmäßig belastet? Spüren Sie beide Fußsohlen vollständig? Sitzen Sie auf beiden Gesäßhälften? Versuchen Sie, die Belastung gleichmäßig zu verteilen. Dann beginnen Sie die Übung.

Drücken Sie Ihre Fersen so fest in den Boden wie Sie können. Ihre Füße sollten trotzdem weiterhin vollständig am Boden bleiben.

Jetzt belasten Sie die beiden vorderen Fußhälften und drücken sie ebenfalls mit Ihrer ganzen Kraft nach unten. Auch hier bleibt die gesamte Fußsohle in Kontakt mit der Unterlage.

Abschließend drücken Sie im Wechsel mit dem linken und rechten Fuß fest in den Boden.

Allgemeines

Diese Übung spricht besonders das Fußgefühl und das Gleichgewicht an. Im Verlauf der Übung trägt sie durch Druckverteilung und -ausgleich zur Erdung bei und verbessert die Bodenhaftung. Sie hilft auch, zur Ruhe zu kommen und sich zu konzentrieren.

TIPP Diese Übung eignet sich besonders als Umrahmung einer Fußstunde oder als kleine Twist-Einlage (etwa zu „Let's twist again" von Chubby Checker). Alle Bewegungsabläufe können auch mit einem Balancepad, Sofakissen oder auf einem feuchten Handtuch ausgeführt werden.

Danksagung

Von Herzen bedanken wir uns bei *Dr. Horst-Walter Lantelme*, der rund um seinen 90. Geburtstag unermüdlich für unsere Fotos geturnt hat.

Tausend Dank auch an Frau *Mechthild Lantelme*, die sich für die Gruppenfotos zur Verfügung gestellt hat. Wir hatten viel Spaß beim Fotografieren und Arrangieren.

Wir bedanken uns ganz herzlich bei der *vhs Vaterstetten e. V.*, in deren Räumen wir fotografieren durften.

Hubert Schierl, der stellvertretende Leiter und Programmverantwortliche für den Bereich Gesundheit, hat uns wunderbar unterstützt und uns sämtliche Materialien zur Verfügung gestellt.

Unser herzlicher Dank gilt ganz besonders *Stefan* und *Roland* und natürlich auch unseren Kindern *Melissa, Amelie, Eli, Jonah und Niklas.*

Wecken Sie den Sportsgeist ...

... Ihrer zu Betreuenden mit den einfachen, aber effektiven Mobilisationsübungen aus diesem Karten-Set für die Kitteltasche. Darin finden Sie abwechslungsreiche **Ideen zur Sitzgymnastik für Senioren** zu folgenden Bereichen:

- Halswirbelsäule/Kopf
- Brustwirbelsäule/Schultergürtel
- Hände
- Lendenwirbelsäule/Becken
- Füße

Als Impulsgeber dienen **große Sportereignisse** aus Olympia, Europa- und Weltmeisterschaften. So haben Sie immer eine schöne, unkomplizierte Idee zur Mobilisation parat, mit der Sie Körper und Geist gleichzeitig aktivieren – für mehr Beweglichkeit von „Kopf bis Fuß".

Inkl. Begleitheft mit ausgearbeiteten Übungsplänen

9 783834 635228

www.verlagruhr.de

Verlag an der Ruhr